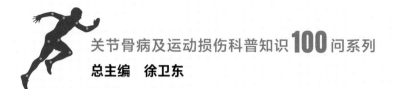

关节骨病及运动损伤科普知识**100**问系列

总主编　徐卫东

强直性脊柱炎 100问

徐卫东　童文文　编著

U0258004

复旦大學出版社

总主编简介

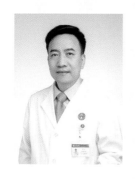

徐卫东，主任医师、教授、博士生导师。海军军医大学第一附属医院（上海长海医院）关节骨病外科主任、全军临床重点专科（骨科）负责人。入选上海领军人才，获上海市首届十大"仁心医师"称号及人民日报健康客户端主办的第五届"国之名医"称号。担任中央军委第四届保健委员会会诊专家、海军军事训练伤防治专家组组长、中华医学会运动医疗分会副主任委员及膝关节学组组长、中国医师协会运动医学医师分会副会长、上海市医学会第十届运动医疗分会主任委员、《中华关节外科杂志》副总编、《中华骨科杂志》编委等，是军内外著名的运动医学、训练伤防治和骨关节疾病诊疗专家。

从医34年来，始终亲自实施每一台手术，经验丰富、技术精湛。深入研究强直性脊柱炎等脊柱关节疼痛病症的发病机制，积极探索诊治方案，并牵头制定相关专家共识等，成为该领域的学术带头人。长期从事关节外科、运动及战训损伤的诊断与治疗，专长人工髋关节、膝关节和肩关节置换，以及膝关节半月板及前、后交叉韧带重建和肩与踝关节镜手术，关节畸形矫正，常见四肢及关节骨折手术等。

主编/主译著作50余部。以第一/通讯作者发表SCI收录论文70余篇、在国内期刊发表论文百余篇。以第一申请/项目负责人承担国家自然科学基金4项，牵头全军重大科研专项1项等。获军队科技进步奖等。

总 序

关节、骨骼、肌肉和韧带的健康构成了人体健康的基石。它们不仅构筑了人体的框架,支撑体重和保护内脏器官,更是赋予我们运动能力的关键,使我们能够自如地进行日常活动和参与各类体育竞技。然而,随着社会的不断发展,老龄化进程的日益加剧以及慢性病发病率的持续居高不下,关节、骨骼等相关疾病的患病率逐年增加,这已然成为影响中老年人社会活动和生活质量的重要问题。与此同时,在全民健身热潮的背景下,由于部分人群对科学健身的重视程度不足,或者缺乏专业的运动指导,导致运动健身人群发生运动损伤的风险明显增加。2016年,国务院印发的《"健康中国2030"规划纲要》中,明确提出:"把健康摆在优先发展的战略地位。"为了推动全民健身向更高层次发展,满足人民群众日益增长的健身和健康需求,2021年国务院又发布了《全民健身计划(2021—2025年)》。这些政策文件使得运动促进健康的理念深入人心,但是关节骨病及运动损伤相关问题也对"健康中国"战略的实施提出了新的挑战。

在这样的背景下,"关节骨病及运动损伤科普知识100问系列丛书"应运而生。作为本丛书的总主编,回首近30载的临床历程,我心中满是感慨。在那一方救死扶伤的医疗前线,我与无数关节骨病及运动损伤患者相遇。他们或因知识的匮乏,在疾病悄然来袭时浑然不觉,错失了早期治愈的黄金时机;或因深陷认识的误区,在错误的治疗歧途上渐行渐远;又或因对手术心怀恐惧,在犹豫与拖延中,让康复的希望渐渐黯淡；再或因不了解术后康复的重要性，而忽视了康复锻炼，使手术效果大打折扣。每一种情形，都令我非常痛心。依托于海军军医大学第一附属医院（上海长海医院）关节骨病外科团队的深厚专业底蕴和丰富临床经验的优势，我带领大家一起编写了这套科普知识100问系列丛书，希望能够为患者及其家属答疑解惑，提升他们对以上问题的认知，帮助他们科学和勇敢地面对疾病和伤痛。

虽然目前市面上有一些同类图书，但是大多较为零散，内容也不够系统、全面。本丛书全面且深入地覆盖了关节骨病及运动损伤的各个方面，内容丰富多元，涵盖强直性脊柱炎、骨肿瘤、前交叉韧带损伤、半月板损伤、肩关节损伤、常见骨折、腰背疼痛等；也包括患者和家属非常关心的各种相关手术，如肩、膝、踝关节镜手术，人工髋、膝关节置换，前交叉韧带重建手术等，确保各类患者都能从中获取相关信息。

本丛书以通俗易懂为宗旨，以一问一答的形式呈现，图文并茂。每本书都根据各自主题分为几个章节，系统地介绍骨骼、关节、肌肉、韧带的基本结构和功能；深入剖析疾病或损伤发生的原因、种类、临床表现、影像学特点及诊断要点；详尽阐释各种治疗手段，包括物理治疗、药物治疗和手术治疗；在此基础上，还精心总结常见的运动损伤预防技巧以及行之有效的康复方法，无论是运动员在激烈赛事中的自我防护，健身爱好者在日常锻炼中的防患未然，还是部队官兵高强度训练中的健康保障，乃至普通人群在日常活动中的骨骼肌肉呵护，都能从中获取实用的指导。

　　通过这套精心编撰的科普丛书，我们由衷期望，以知识为力量，以科普为桥梁，有效地防治关节骨病和运动及战训损伤，助力患者战胜伤病，重获健康，重返运动；进而将运动促进健康的理念落到实处，为"健康中国"战略的稳步推进贡献一份力量，让每一个人都能在健康的道路上稳健前行，畅享活力人生。

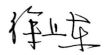

前 言

强直性脊柱炎是一种慢性、系统性的自身免疫性疾病,主要影响脊柱和骨盆的关节,导致受累部位的炎症、疼痛及僵硬。随着病情的发展,可能会导致受累关节和脊柱的融合,使得关节、脊柱变得僵硬并丧失灵活性,严重影响患者的生活质量。然而,由于其症状的隐匿性和复杂性,公众对这一疾病知之甚少。甚至在医疗领域,部分医护人员对其的认识和理解也存在一定程度的匮乏和偏差。

为了让公众学习全面、准确且易于理解的强直性脊柱炎知识,让医护人员建立起科学、权威且利于实践的强直性脊柱炎诊疗知识体系,我们团队结合 20 余年的基础研究和临床工作积累,精心编写了这本科普书籍。希望通过浅显而精炼的语言,将复杂、生涩的医学理论转化为通俗易懂的科普知识,帮助读者全面了解强直性脊柱炎。

本书包含了对强直性脊柱炎的基础知识、症状、诊断、治疗、日常康复的介绍,以及病友心声。内容涵盖了从基础的医学原理到最前沿的治疗进展,从伴随整个病程发展的日常保健到助力患者渡过难关的心理支持,从医生的专业解读到病友间的心路历程分享。每一个问题都是患者及其亲友最想知道的,每一个回答都力求准确凝练,为患者战胜强直性脊柱炎提供全面、科学、权威的知识和诊疗及康复指导。

本书具备以下几个特点:第一,语言通俗易懂,图文并茂。本书避免使用过于复杂的医学术语,而是通过简单明了的语言,来解释疾病的基础概念、病因、症状、诊断和治疗方法。通过插图使得复杂的医学理论变得更加直观易懂,从而帮助普通读者快速理解疾病,而不被过于专业的内容所困扰或吓倒。第二,患者故事分享。本书邀请患者分享亲身经历,从患者的角度出发,更贴近患者真实心理、更符合患者真实需求,加深读者对疾病的理解。此外,通过不同患者治疗和康复过程的分享,帮助读者更加真实地感受疾病的发展和医治过程,从中获得启发。第三,强调患者的生活质量与自我管理。强直性脊柱炎是一种慢性疾病,本书专门讨论强直性脊柱炎患者的生活管理、运动、饮食等,提高患者在疾病管理上的主观能动性。第四,深入探讨最新的科研成果与治疗方法。本书介绍了最新的药物、治疗方法、临床研究成果等内容,并提供大量科学证据支持,进一步提升本书的科学性和权威性。

本书不仅对患者有重要意义,还为患者家属、医护人员在不同层面上提供帮助和支持。患者本人通过阅读本书有助于提升对疾病的认知和自我管理能力,改善心理状态,从而提高整体生活质量。患者家属通过阅读本书能够帮助他们从患者的角度出发,理解患者的痛苦,避免不必要的指责或误解,增强家庭的凝聚力,为患者的治疗和康复提供最优的帮助。医护人员通过阅读本书有助于更新强直性脊柱炎相关专业知识,提升医护人员对该疾病的临床诊疗能力并优化综合治疗方案的制定。

无论是患者本人还是家属,无论是医疗行业从业者还是普通人群,我们都希望本书能成为他们了解和应对强直性脊柱炎的有力工具。我们相信知识就是力量,了解疾病是战胜疾病的第一步。让我们携手同行,共同面对这一挑战,为改善强直性脊柱炎患者的预后和生活质量而努力。

目录

临床表现

诊断

治疗

日常康复

病友心声

基础知识

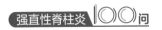

1 什么是强直性脊柱炎?

　　强直性脊柱炎(ankylosing spondylitis, AS)是一种发病原因不明的自身免疫性疾病,主要特征为慢性炎症和病理性骨化。该病的全球患病率为 0.2% ～1.4%,欧洲患病率为 0.3% ～0.5%,中国的患病率约为 0.29% 。大数据表明,该病的主要患病人群为青壮年男性,男女发病比例约为 3∶1。

　　强直性脊柱炎的病因尚不明确,研究表明遗传、环境、免疫等多种因素可能与之相关。患者通常表现为腰、颈、胸等部位关节的慢性疼痛,随着病情发展关节逐渐融合和出现功能障碍,严重时可导致残疾(图 1)。

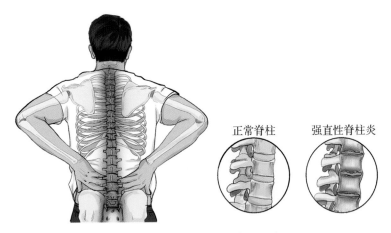

正常脊柱　　强直性脊柱炎

图 1　强直性脊柱炎累及脊柱(脊柱关节融合)

　　该病目前主要的治疗策略是抗炎治疗,然而仅有少部分患者治疗效果满意。约 30% 的患者因病致残,表现为脊柱或髋关节不同程度的关节融合和功能障碍。

面对强直性脊柱炎这一"隐形杀手",我们需要提高警惕,了解疾病的症状、预防和治疗措施。首先,了解强直性脊柱炎的早期症状,如腰、颈、胸等部位的关节慢性疼痛,有助于及时发现病情。其次,保持良好的生活习惯,如适当锻炼、保持正常体重、戒烟限酒等,有助于降低患病风险。最后,了解并遵循医生的建议,合理用药并定期复查,以控制病情发展。

此外,患者应关注心理健康,树立战胜疾病的信心。强直性脊柱炎患者可能在社交、工作和生活中遇到困扰,需要家人和朋友的支持和理解。同时,患者应积极参与康复锻炼和心理治疗,以增强身体和心理素质,提高生活质量。

强直性脊柱炎是一种严重威胁青壮年男性健康的疾病,需要加强对它的认识和关注,做好预防、治疗和康复工作,争取早日战胜这个"隐形杀手"。

2 强直性脊柱炎与类风湿关节炎是一回事吗?

强直性脊柱炎和类风湿关节炎(rheumatoid arthritis,RA)是两种常见的自身免疫介导的炎症性疾病。它们的症状、发病机制及治疗等方面,既有很多相似之处,也有一些差异。

(1)相同点:①都属于自身免疫性疾病,即免疫系统攻击身体自身的组织和器官;②都会导致关节疼痛、肿胀和僵硬等症状;③都可能出现其他器官(如眼睛、肺、心脏等)的受累;④都没有明确的病因。

(2)不同点:①病因不同,强直性脊柱炎的发病与 $HLA\text{-}B27$(人类白细胞抗原B27)基因相关,在强直性脊柱炎患者中,$HLA\text{-}$

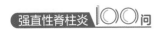

B27 基因阳性率高达 90%，而类风湿关节炎尚未发现有具体高相关性基因；②影响部位不同，强直性脊柱炎主要影响脊柱、骶髂关节、髋关节等，而类风湿关节炎主要影响手、腕、膝、踝等关节；③全身症状不同，强直性脊柱炎常伴有脊柱和骨盆的长期炎症，可能导致脊柱、髋关节的变形和融合，而类风湿关节炎则可能伴有更广泛的全身症状，如贫血和心血管疾病等；④年龄分布不同，强直性脊柱炎通常发生于 20～30 岁的青年男性，而类风湿关节炎则更常见于 30～50 岁的中年女性；⑤治疗方法不同，虽然两者都需要治疗炎症和控制症状，但治疗方法有所不同，根据病情严重程度和个体差异可能采用不同的药物治疗方案。

3 到底是强直性脊柱炎、脊柱关节病，还是骶髂关节炎？

很多患者去医院就诊，医生告诉患者："你的 X 线片上有骶髂关节炎改变，这意味着你可能患有强直性脊柱炎，属于脊柱关节病。"那么，这到底是一种什么疾病，为什么有这么多种表述呢？

强直性脊柱炎、脊柱关节病和骶髂关节炎是相互关联但又有所区别的疾病概念。

强直性脊柱炎：是一种慢性炎症性关节病，主要影响骶髂关节、脊柱和髋关节；通常伴有骶髂关节炎，表现为骶髂关节的炎症和疼痛，这是强直性脊柱炎的一个重要特征。

脊柱关节病：是一个更广泛的术语，用于描述影响脊柱的各种炎症性关节病，包括强直性脊柱炎、非特异性脊柱关节病、银屑病性关节炎等，它们具有不同的病因和临床表现。

骶髂关节炎：是一种独立的疾病，主要表现为骶髂关节的炎症和疼痛。它可能与强直性脊柱炎同时存在,也可能作为其他脊柱关节病的独立表现。

虽然这些术语之间有一定的重叠和联系,但它们有各自的特点和临床表现。确切的诊断需要依据全面的临床评估、影像学检查和实验室检查。

4 强直性脊柱炎"重男轻女"吗?

强直性脊柱炎确实存在一定的"重男轻女"现象(图2)。

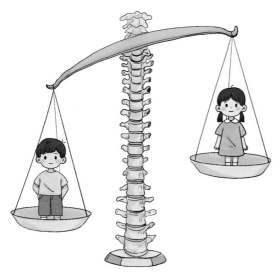

图2　强直性脊柱炎表现为"重男轻女"

(1)发病率差异:男性强直性脊柱炎的发病率通常高于女性。研究表明,男性患强直性脊柱炎的概率大约是女性的3倍。

(2)症状表现差异:男性患者的症状往往较为严重,发病相对

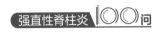

较早,病情进展也可能较快;常出现较为明显的腰背部疼痛、僵硬,脊柱活动受限明显,可能较早出现脊柱畸形等情况。女性患者的症状相对较轻且较隐匿,发病较晚;疼痛和僵硬程度可能不如男性严重,部分女性患者可能仅表现为外周关节疼痛,如膝关节、踝关节等,容易被误诊为其他关节疾病。

(3)发病原因中的性别差异

1)遗传因素:强直性脊柱炎具有一定的遗传倾向,与 *HLA-B27* 密切相关。男性携带 *HLA-B27* 阳性的比例相对较高,这可能是男性发病率较高的原因之一。

2)激素因素:男性和女性体内的激素水平不同。雄激素可能促进强直性脊柱炎的发病,而雌激素可能对女性起到一定的保护作用。

3)工作和生活方式因素:长时间保持同一姿势的工作(如程序员、司机等)和从事重体力劳动(如搬运工),以及吸烟和过量饮酒等,都使男性更容易患强直性脊柱炎。

总之,强直性脊柱炎在男女发病上存在一定的性别差异,但这并不意味着女性就不会患病。无论是男性还是女性,若出现相关症状,都应及时就医,以便早期诊断和治疗。

5 强直性脊柱炎青睐什么群体?

强直性脊柱炎主要影响男性,且通常在成人阶段(尤其是20~40岁)开始显现症状。需要明确的是强直性脊柱炎并不是青壮年特有的疾病,任何人都可能患上这种病,只是在不同年龄阶段的表现和症状有所不同。然而,在青壮年时期,人体免疫系统处于最活跃的状态,对外界的反应更为敏感,这就增加了患上强直性脊柱炎的风险(图 3)。那么强直性脊柱炎还青睐哪些群体呢?

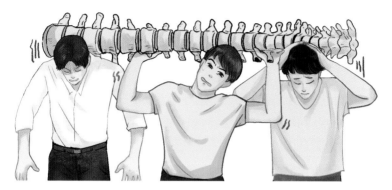

图 3　强直性脊柱炎好于青壮年男性

(1) 具有遗传易感性的群体:强直性脊柱炎与遗传因素密切相关。大约 90% 的患者携带 *HLA-B27* 基因(该基因与免疫系统反应相关),虽然并非所有携带此基因的人都会患病,但 *HLA-B27* 基因的携带者患强直性脊柱炎的风险显著增加。

(2) 不良生活方式的群体:现代人的生活方式也是导致强直性脊柱炎高发的重要因素。随着科技的发展和生活方式的改变,现代人的工作压力越来越大,长时间保持一个姿势不动的情况越来越多。而长时间保持一种姿势不动,容易造成脊椎和骨盆的紧张和疲劳,从而增加患上强直性脊柱炎的风险。而且,很多人的饮食习惯也不健康,经常吃高脂肪、高热量的食物,这也可能导致体内炎症反应加重,从而增加患上强直性脊柱炎的风险。

(3) 免疫系统过度活跃的群体:强直性脊柱炎是一种自身免疫性疾病,通常与其他免疫系统疾病(如类风湿关节炎、银屑病关节炎等)具有一定的共病性。因此,易患此病的群体也可能并发其他自身免疫性疾病。

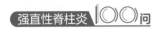

6 ᐸ 40岁之后强直性脊柱炎就不再进展了吗？

　　需要先了解一下强直性脊柱炎的发展过程。强直性脊柱炎的病程通常分为3个阶段：急性期、亚临床期和慢性期。在急性期，患者会出现明显的关节炎症状，如疼痛、肿胀、晨僵等。随着病情的发展，患者进入亚临床期，症状减轻，但仍然存在关节炎症。最后，患者进入慢性期，症状进一步减轻，但关节炎症仍然存在，甚至出现骨性强直。

　　关于强直性脊柱炎患者到40岁后疾病是否就不再进展的问题，需要从两方面来看。

　　首先，许多研究表明，强直性脊柱炎患者到40岁后，病情往往已经进入慢性期，症状减轻，生活质量得到提高。这意味着，在很长一段时间内，患者的病情可能会保持稳定，不再恶化。需要注意的是，强直性脊柱炎是一种自身免疫性疾病，患者的免疫系统可能会持续攻击自己的关节组织，导致病情反复发作。因此，即使患者到40岁后病情相对稳定，也不能完全排除病情再次恶化的可能性。

　　其次，强直性脊柱炎患者的生活方式、饮食习惯、运动等因素也会影响病情的发展。患者需要保持良好的生活习惯，避免吸烟、饮酒等不良生活方式，保持健康的饮食，进行适当的运动，以减轻病情的发展。

7 ᐸ 强直性脊柱炎影响生育吗？

　　对于男性患者来说，强直性脊柱炎可能会影响其生育能力。

首先,强直性脊柱炎可能会引起生殖系统的问题。例如,炎症可能会影响男性的输精管,导致输精功能受到影响,从而影响其生育能力。其次,长期的疼痛会让男性患者不愿意进行性生活,从而减少妻子受孕的机会。此外,强直性脊柱炎的药物治疗也可能会对男性患者的生育功能产生影响。

对于女性患者来说,虽然目前没有明确的研究证据表明强直性脊柱炎会对生育功能产生影响,但是也不能忽视其潜在的影响。强直性脊柱炎可能会引发盆腔炎症,影响女性的子宫和卵巢功能,从而影响受孕。此外,强直性脊柱炎的症状会让女性患者感到疼痛和不适,从而影响性生活的质量和受孕的机会。

对于已经怀孕或者准备怀孕的强直性脊柱炎患者来说,需要特别注意的是,治疗强直性脊柱炎的一些药物可能会对胎儿的发育产生影响,因此需要在医生的指导下进行药物的选择和调整。

那么,对于强直性脊柱炎患者来说,应该采取哪些措施来改善生育能力呢? 首先,积极治疗强直性脊柱炎,控制炎症和疼痛。其次,保持良好的生活习惯,包括均衡饮食、适量运动、规律作息等。此外,要采取一些措施来提高受孕的机会,如选择最佳的受孕时间和恰当的频率。

虽然强直性脊柱炎可能会影响男性和女性的生育能力,但是通过积极治疗和养成合理的生活习惯,可以改善这种影响。同时,对于已经怀孕或者准备怀孕的患者来说,更需要配合专科医生进行药物的选择和治疗管理。

8 强直性脊柱炎一定会遗传给子女吗?

目前的研究表明,强直性脊柱炎的遗传性很强,约 20% 的患者存在家族遗传史。在强直性脊柱炎患者的家系中,常会出现多个家庭成员患强直性脊柱炎的情况,这种现象在医学上称为"家族聚集现象"。因此,可以得出一个结论:强直性脊柱炎确实存在遗传性。

然而这并不意味着所有患有强直性脊柱炎的人都会将此病遗传给孩子。强直性脊柱炎的遗传模式属于多因素遗传,并不是简单的一对一关系。强直性脊柱炎患者的子女患病的风险比普通人群高一些,但并不是100%都会患病。

那么如何降低孩子患病的风险呢?首先,需要明确的是,尽管强直性脊柱炎存在遗传性,但是环境因素的影响也十分关键。保持健康的生活方式,避免不良的生活习惯,如吸烟、过度饮酒等,都有助于预防强直性脊柱炎的发生。其次,对于强直性脊柱炎患者的子女来说,及早进行定期的体检也是非常重要的。如果发现身体有任何不适或异常症状,应当及时就医检查。早期发现、早期治疗是预防疾病恶化的重要措施。

对于有强直性脊柱炎家族史的人群来说,可以采取一些预防措施来降低患病的风险。例如,进行适当的运动和体育锻炼,增强身体的抵抗力;保持良好的心理状态,避免过度的精神压力和紧张情绪等。

虽然强直性脊柱炎确实存在遗传性,但是通过采取一些有效的预防措施就能降低孩子患病的风险。

9 强直性脊柱炎会传染吗?

强直性脊柱炎并不是一种传染病,它是由免疫系统异常引起的疾病,与遗传、环境等多种因素有关。细菌、病毒或其他病原体的感染可能是引起患者免疫系统紊乱的病因,但患者本身并不具备传播这类病原体的风险。因此,健康人不会因为接触强直性脊柱炎患者而被传染。

10 ‹ 强直性脊柱炎会影响寿命吗?

关于强直性脊柱炎患者的寿命(生存期),目前医学界的观点并不一致。一些研究发现,强直性脊柱炎患者可能会出现一些严重的并发症,如心脏瓣膜病变、主动脉瘤、眼部病变等,这些并发症可能会导致患者的寿命降低。然而,也有一些研究发现,只要及时接受治疗,并且积极控制疾病的发展,患者的寿命并不会受到明显的影响。

目前认为,强直性脊柱炎患者的寿命主要与以下几个因素有关。

(1)疾病的发展阶段:早期发现并及时治疗,可以有效地防止或减缓疾病的发展,提高患者的生活质量。如果疾病发展到晚期,可能会出现一些严重的并发症,这会影响患者的寿命。

(2)治疗方法的选择:不同的治疗方法对于疾病的控制效果不同,会影响患者的寿命。例如,早期使用非甾体抗炎药(non-steroidal anti-inflammatory drug,NSAID)和生物制剂可以有效地控制疾病的活动性,提高患者的生活质量。而晚期使用激素和手术治疗可能会带来一些不良反应,并且并不能保证完全控制疾病的进展。

(3)患者的生活方式:保持健康的生活方式是影响患者寿命的一个重要因素。例如,保持良好的饮食习惯、适当的运动、戒烟限酒等都有助于控制疾病的进展,提高患者的生活质量。

总的来说,强直性脊柱炎患者的寿命并不是一个确定的数值,而是取决于多种因素的综合作用。患者应积极接受治疗,保持良好的生活习惯,及时关注并处理可能出现的并发症,以提高生活质量和寿命。

11 "折刀人"是强直性脊柱炎患者最后的归宿吗?

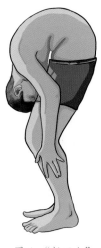

图4 "折刀人"

你是否曾经听说过"折刀人"这个词?它是指强直性脊柱炎患者晚期的一种严重畸形状态,因为病情发展到一定程度,患者的脊柱会像折刀一样弯曲,无法正常直立(图4)。那么,强直性脊柱炎患者是否最终都会发展为"折刀人"呢?

在疾病的早期,患者可能会出现慢性腰痛、晨僵和骶髂关节疼痛等症状。随着病情的发展,脊柱的关节会逐渐融合,导致脊柱僵硬和弯曲。在这个过程中,患者的脊柱功能会逐渐丧失,严重时会出现类似"折刀人"的表现。

然而并非所有强直性脊柱炎患者都会经历这样一个发展过程。事实上,许多患者在早期得到及时诊断,通过药物治疗、物理治疗和心理治疗等综合措施,可以有效地控制病情,延缓疾病发展,甚至部分患者可以达到临床缓解。这些患者的生活质量可以得到很大程度地提高,不会发展到"折刀人"的程度。

此外,强直性脊柱炎的发展还与遗传、环境、生活方式等多种因素有关。研究表明,吸烟、肥胖、慢性炎症等都可能加重病情。

因此,保持健康的生活方式,如戒烟、控制体重、适当锻炼等,都可以帮助患者延缓疾病发展,降低成为"折刀人"的风险。

12 强直性脊柱炎有遗传性吗?

强直性脊柱炎是一种慢性的自身免疫性疾病,其发病机制与遗传因素密切相关。研究表明,携带 HLA-B27 基因的人患强直性脊柱炎的风险比一般人高出 5～10 倍。

HLA-B27 是人类白细胞抗原系统中的一种蛋白质,它与强直性脊柱炎等自身免疫性疾病的发生有关。虽然大多数携带 HLA-B27 基因的人不会患上强直性脊柱炎,但他们患病的风险要比一般人高。

还有一些其他基因与强直性脊柱炎的易感性有关,如 IL-23R、ERAP1 等。这些基因的变异可能会影响免疫系统的功能,从而增加患强直性脊柱炎的风险。

强直性脊柱炎的遗传机制比较复杂,涉及多个基因的相互作用。目前的研究还无法完全解释为什么某些人会患上该病,而其他人则不会。但是,通过研究遗传因素,可以更好地了解强直性脊柱炎的发病机制,并为预防和治疗该病提供更好的方法。

13 强直性脊柱炎与哪种基因关系密切?

HLA-B27 是人类白细胞抗原系统中的一种特定基因型,90％以上的强直性脊柱炎患者表现为 HLA-B27 阳性,但这并不意味着 HLA-B27 阳性就一定患强直性脊柱炎,因为在全世界范围内,健康人群中检测出 *HLA-B27* 阳性的比例占 $1\% \sim 25\%$。并且大多数 *HLA-B27* 携带者不会患强直性脊柱炎,但 *HLA-B27* 阳性个体患强直性脊柱炎的风险明显增加。

HLA-B27 与强直性脊柱炎之间的确切关系目前仍然不完全清楚,科学界提出了 *HLA-B27* 错误折叠假说和分子模拟假说等,这些病理过程引起细胞的炎症反应、免疫系统的异常,并最终导致强直性脊柱炎的发病。

14 HLA-B27 不同亚型与强直性脊柱炎有无关联?

HLA-B27 是一个重要的遗传标记,与强直性脊柱炎的发病密切相关。然而,*HLA-B27* 具有多个亚型,不同亚型与强直性脊柱炎的易感性之间存在差异。

(1) *HLA-B*2705*:这是最常见的 *HLA-B27* 亚型,也是与强直性脊柱炎最紧密相关的亚型之一。它在世界各地的强直性脊柱炎患者中都很常见。

(2) *HLA-B*2702*:这个亚型在日本人中比较常见,但在其他种族中较少见。与强直性脊柱炎的关联性不如 *HLA-B*2705* 那么强。

(3) *HLA-B*2704*:这个亚型在亚洲人群中比较常见,但与强直性脊柱炎的关联性相对较低。

(4) *HLA-B*2707*:这个亚型在非洲裔人群中较为常见,与强直性脊柱炎的关联性较低。

尽管 *HLA-B27* 亚型对强直性脊柱炎的易感性有影响,但也有许多 *HLA-B27* 阳性的个体并不患强直性脊柱炎。因此,

HLA-B27 亚型仅是强直性脊柱炎发病的一个因素,其他遗传和环境因素也起着重要作用。

15 < *HLA-B27* 不同亚型的临床表现有什么不同?

不同 *HLA-B27* 亚型的强直性脊柱炎患者可能表现出一些差异。虽然这个领域的研究仍在进行中,但一些初步的研究已经表明了一些趋势。以下是一些可能的差异。

(1)疾病严重程度:某些 *HLA-B27* 亚型与强直性脊柱炎的严重程度有关。*HLA-B* * 2705 亚型可能与较轻的强直性脊柱炎表现相关,而 *HLA-B* * 2702 和 *HLA-B* * 2704 亚型可能与较重的强直性脊柱炎表现相关联,包括疼痛、关节受累程度、活动受限和残疾等。

(2)疾病进展:某些 *HLA-B27* 亚型可能与强直性脊柱炎的疾病进展有关。特定亚型的患者可能具有更快的疾病进展或更高的风险发展成更严重的强直性脊柱炎类型。

(3)关节受累模式:某些 *HLA-B27* 亚型可能与特定关节受累模式相关联。一些亚型可能更容易导致脊柱关节的受累,而另一些则可能更倾向于引起外周关节炎。

(4)其他并发症:某些 *HLA-B27* 亚型可能与强直性脊柱炎相关的其他并发症的发生率有关,如眼部炎症(如虹膜睫状体炎)和心血管疾病。

尽管有这些发现,但 *HLA-B27* 亚型与强直性脊柱炎之间的关系仍然复杂,且结果可能因人而异。因此,需要更多的研究来进一步解释 *HLA-B27* 不同亚型与强直性脊柱炎之间的关联。

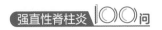

16 肠道菌群与强直性脊柱炎有关吗?

　　肠道菌群与强直性脊柱炎之间的关系是近年来一个备受关注的研究领域。虽然强直性脊柱炎的确切病因尚不清楚,但越来越多的证据表明,肠道菌群在强直性脊柱炎的发病机制中可能扮演着重要角色。

　　(1)患者肠道菌群的组成:强直性脊柱炎患者的肠道菌群可能与健康人群有所不同。一些研究发现,强直性脊柱炎患者的肠道菌群可能存在菌群结构的变化,包括某些细菌的丰度增加或减少。例如,一些研究发现,某些菌属如拟杆菌属(*Bacteroides*)、普雷沃氏菌属(*Prevotella*)和瘤胃球菌属(*Ruminococcus*)在强直性脊柱炎患者中可能出现异常。

　　(2)肠道菌群参与炎症和免疫调节:肠道菌群的异常可能导致肠道黏膜的破损和炎症,从而促进强直性脊柱炎的发展(图5)。研究表明,肠道菌群可以影响宿主的免疫系统,调节 T 细胞的分化和诱导炎症介质的产生,从而影响强直性脊柱炎的发病过程。

　　(3)肠道菌群与 HLA-B27:HLA-B27 是强直性脊柱炎的主要遗传易感基因之一,而且已经证实,HLA-B27 与肠道菌群之间存在相互作用。一些研究表明,HLA-B27 可能通过影响肠道菌群的组成和功能来影响强直性脊柱炎的发展。

　　(4)肠道菌群可能是潜在治疗靶点:由于肠道菌群与强直性脊柱炎之间的关系,一些研究正在探索利用调节肠道菌群的方法来治疗强直性脊柱炎。例如,服用益生菌、益生元和粪菌移植等方法被认为可能对强直性脊柱炎患者的症状和疾病进展产生积极影响。

　　尽管尚未完全了解肠道菌群与强直性脊柱炎之间的确切关

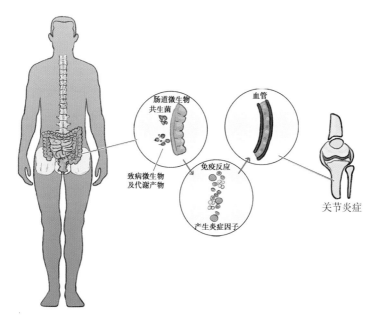

肠道微生物
共生菌

血管

致病微生物
及代谢产物

免疫反应

关节炎症

产生炎症因子

图 5　肠道菌群产生的炎症因子可能诱发关节及脊柱炎症

系,但这一领域的研究正在不断深入,并有望为强直性脊柱炎的治疗提供新的治疗策略和靶点。

17 ‹ 细菌、病毒、真菌感染与强直性脊柱炎有关吗?

　　强直性脊柱炎的确切发病原因尚未完全明确,但目前的科学研究认为强直性脊柱炎的发病与免疫系统异常和遗传因素密切相关。感染也是强直性脊柱炎发病的一个重要诱因。一些细菌、病毒或真菌感染可能会触发免疫反应,导致炎症的发生。这些感染通常发生在肠道或泌尿生殖系统。

　　一些研究指出,在强直性脊柱炎患者中存在肠道菌群的异常,

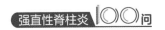

其中包括某些细菌如弗氏杆菌等细菌丰度异常。这些细菌可能与
强直性脊柱炎的发病有关,但是否是强直性脊柱炎的直接诱因尚
不清楚。同样,虽然某些病毒感染可能会引发免疫系统的异常反
应,但目前尚未发现病毒感染直接导致强直性脊柱炎的证据。

总的来说,细菌、病毒、真菌等感染可能会影响免疫系统的功
能,但它们是否可以直接诱发强直性脊柱炎还需要更多的研究来
加以证实。

18 高温、高湿环境与强直性脊柱炎有关吗?

高温、高湿环境并不是直接引发强直性脊柱炎的原因,但这样
的环境可能对强直性脊柱炎患者的症状产生一定影响。

强直性脊柱炎是一种免疫相关性疾病,通常与遗传因素有
关。虽然具体的发病机制尚不完全清楚,但是环境因素和免疫
系统的相互作用可能对强直性脊柱炎的发展起到一定的影响。
高温、高湿环境可能让强直性脊柱炎患者感到更加不适,并加剧
关节和肌肉的疼痛、僵硬感,使症状加重。此外,气候的变化也
会影响强直性脊柱炎患者的免疫系统功能,使他们更容易出现
疾病的急性发作或加重。对于强直性脊柱炎患者来说,保持舒
适的环境,避免过度的疲劳和压力,以及定期接受医生的治疗和
管理是非常重要的。

19 "运动达人"为什么也患免疫系统疾病?

强直性脊柱炎是一种免疫相关的慢性炎症性疾病,它可能影

响任何年龄段和职业的人群,包括专业运动员。尽管"运动达人"通常保持较高的健康水平,但他们也可能患上强直性脊柱炎,可能的原因如下。

(1)遗传因素:免疫系统疾病往往与遗传因素密切相关。即使一个人非常健康并且积极运动,但如果他/她有家族史或特定的遗传因素,也可能增加患免疫系统疾病的风险。

(2)环境因素:免疫系统疾病的发病可能与环境因素有关,如感染、暴露于有害化学物质、服用药物或受到其他外部刺激等。即使一个人生活健康并积极锻炼,但如果他/她暴露于不利于免疫系统健康的环境中,也可能发生免疫系统疾病。

(3)免疫系统失调:"运动达人"也可能存在免疫系统失调的情况。长期、过量运动可能导致身体的免疫系统处于高度激活状态,从而增加患自身免疫性疾病的风险。此外,运动过程中的肌肉疲劳、损伤和恢复也可能影响免疫系统的功能。

(4)压力和应激:"运动达人"可能面临许多压力和应激,包括竞争压力、训练压力、身体疲劳等。长期的压力和应激可导致免疫系统失调,增加患免疫系统疾病的风险。

因此,即使是"运动达人"也不是免疫系统疾病的绝对"局外人"。遗传、环境、免疫系统失调和压力等多种因素可能导致"运动达人"患免疫系统疾病。因此,保持健康的生活方式和适度的运动是预防免疫系统疾病的重要措施之一,但并不能完全消除患病的风险。

20 〈 慢性劳损会诱发强直性脊柱炎吗?

慢性劳损通常不会直接引发强直性脊柱炎。强直性脊柱炎是

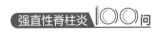

一种免疫相关性慢性炎症性疾病，其发病机制与个体遗传因素和免疫系统异常有关，与慢性劳损并不直接相关。

慢性劳损可能会导致肌肉和关节的疼痛、僵硬和不适，但它通常不会引起强直性脊柱炎。然而，对于已经患有强直性脊柱炎的人来说，过度的劳损可能会加重症状，并增加关节和软组织的压力，导致疼痛和不适。

尽管慢性劳损不会直接引发强直性脊柱炎，但对于强直性脊柱炎患者来说，适当锻炼和活动是非常重要的，可以维持关节柔韧性和肌肉力量，并提高生活质量。但应避免过度使用关节和肌肉，以免加重症状并增加疾病进展的风险。在进行任何新的运动或锻炼计划之前，最好咨询医生或专业理疗师，以确保选择合适的运动方式和强度。

21 炎症与强直性脊柱炎有关吗？

强直性脊柱炎之源落在一个"炎"字上。强直性脊柱炎的发作与炎症密切相关，主要导致以下病理症状（图6）。

（1）疼痛和不适：炎症导致受累关节周围的组织肿胀和受损，引起疼痛和不适症状。

（2）关节僵硬：炎症性反应会导致关节周围的软组织变得僵硬，使患者感觉到活动受限。

（3）骨质增生：慢性持续性炎症可以促进骨质增生，导致脊柱和髋关节骨性融合，最终导致脊柱弯曲、髋关节僵直。

（4）疲劳和全身不适：慢性炎症还可能导致全身性症状，如疲劳、食欲缺乏和体重减轻等。

由于炎症是强直性脊柱炎的核心机制之一，因此控制炎症对

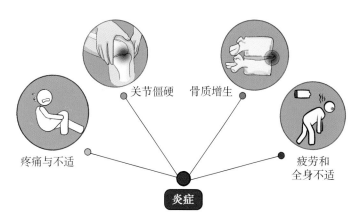

关节僵硬　骨质增生

疼痛与不适

疲劳和
全身不适

炎症

图 6　炎症乃是"万恶之源"

于减轻症状和延缓疾病进展至关重要。医生通常会使用非甾体抗炎药、免疫抑制剂和生物制剂等药物来减轻炎症,控制住炎症这个"万恶之源"是解决强直性脊柱炎这个顽疾的根本所在。

22 ᐸ 新骨形成的病变过程是怎样的?

强直性脊柱炎患者最担心的事情是到了后期脊柱、关节逐渐变得僵硬,生活不能自理。引起这一现象的主要原因就是脊柱、关节等发病部位逐渐出现病理性新骨形成,新生骨质填塞了关节间隙,导致其失去正常的生理活动范围。那么新骨形成的进程是怎么样的呢? 又该如何进行干预?

（1）炎症启动阶段：目前认为炎症启动了骨化进程。免疫系统的异常激活会导致炎症细胞因子的产生,如肿瘤坏死因子-α（tumor necrosis factor，TNF-α）和白细胞介素－17（interleukin，IL-17）。炎症细胞及细胞因子聚集在脊柱、关节周围的软组织上,导致软组织肿胀和受损。

（2）骨质破坏阶段：持续存在的炎症细胞因子影响正常的关节软骨细胞功能和代谢。炎症导致关节软骨破坏，关节间隙狭窄。随着病程的发展，骨质破坏的程度逐渐加重。

（3）新骨形成阶段：为了修复骨质破坏，身体启动骨修复过程。在强直性脊柱炎中，这一过程异常活跃，导致新骨形成。新骨形成主要发生在韧带附着点、关节边缘和脊柱椎间盘边缘。

（4）椎体融合和髋关节强直阶段：随着时间的推移，新骨形成使得相邻的椎体逐渐连接在一起，导致椎间隙的狭窄和椎体之间的融合。这种骨性连接限制了脊柱的活动度，导致脊柱的僵硬和畸形，甚至可能引发椎体的弯曲。髋关节也因新骨形成逐渐出现强直融合。

一些研究显示，脂肪沉积与新骨形成相关，脂肪沉积的增加与新骨形成具有独立相关性。

强直性脊柱炎的新骨形成病变是一个复杂的过程（图7），涉及免疫系统的异常激活、炎症反应、骨破坏、骨修复和骨质增生。这些病变导致了脊柱和关节的功能障碍和畸形，严重影响了患者的生活质量。了解这一过程有助于更好地认识强直性脊柱炎的病理特点，为临床治疗提供依据。

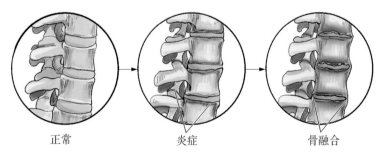

图 7　强直性脊柱炎病理性新骨形成进程

23 < 新骨形成后有延缓进程的方法吗?

这是目前医疗界的一个难题,没有一种药物或者治疗方法能够遏制新骨形成的进程,但是可以采取以下治疗延缓其进程。

(1)药物治疗:如非甾体抗炎药和抗 TNF-α 单抗,可以减轻炎症和疼痛,但对阻止骨病变进展的效果有限。

(2)靶向治疗:研究发现,靶向抑制 IL-17A 或 Hedgehog 信号通路的 Smo 抑制剂 Sonidegib,可能抑制新骨形成并延缓强直性脊柱炎的骨病变进展,为强直性脊柱炎新骨形成治疗提供了可能的新策略。

24 < 如何远离强直性脊柱炎?

对于如何远离强直性脊柱炎,主要还是依赖于生活方式的调整和早期识别症状(图8)。

(1)保持良好的心情:保持精神愉快,避免情绪过激或长期忧郁,有助于提高身体抵抗力。

(2)防寒保暖:注意预防风寒、潮湿,特别是在身体虚弱时,及时增减衣物,避免寒气入侵。

(3)注意卫生:避免胃肠道及泌尿系统感染,这些部位的急、慢性感染可能诱发炎症反应,继而引发强直性脊柱炎的发生。

(4)避免过度疲劳:过度疲劳会降低免疫力,增加患病概率,应劳逸结合。

(5)适当运动:尤其对于需长时间伏案工作、学习的群体,应

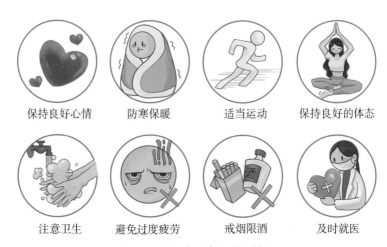

保持良好心情　　防寒保暖　　适当运动　　保持良好的体态

注意卫生　　避免过度疲劳　　戒烟限酒　　及时就医

图 8　远离强直性脊柱炎的措施

每小时起身活动至少 10 分钟。养成每天运动的习惯,选择能让关节活动的低冲击运动,如游泳、慢跑等。

（6）保持良好的姿势体态:保持良好的立姿、坐姿、睡姿,有助于减少脊柱、关节等部位的负担。

（7）戒烟限酒:吸烟、酗酒可能诱发或加重强直性脊柱炎,且不利于疾病的恢复,应积极戒烟限酒。

（8）及时就医:注意自身及家族成员有无强直性脊柱炎的症状,如背痛、晨间僵硬(简称晨僵)等,若有这些症状,应尽早就医。

通过上述措施,可以在一定程度上预防强直性脊柱炎的发生或减轻症状。如果出现相关症状,应及时就医,以便得到早期诊断和治疗。

临床表现

25 〈 什么是晨僵?

晨僵是指早晨起床时手指关节有僵硬感,活动一段时间后可缓解或消失,多出现在关节炎,尤其是类风湿关节炎患者中。晨僵也是强直性脊柱炎的常见症状,其持续时间根据病情活动度不同而有所不同,严重时可能持续半小时以上,造成起床困难。患者经过一晚上的睡眠,早晨醒来后感觉腰背部和(或)肢体关节活动不自在,伴有发紧、僵硬,持续几分钟甚至几十分钟,随着慢慢地活动,这种不适逐渐缓解。白天患者感到身体更加轻松,以至于患者感到一天中最好的时间是午后到晚上睡前。第二天早晨睡醒后,晨僵就又开始了。

晨僵的主要原因是强直性脊柱炎患者的韧带、骨膜和骨小梁局部的血液循环发生障碍,经过一晚上的睡眠或静止时间太长,加重了腰骶部关节周围的组织血液循环不畅,产生局部淤血、水肿,因此影响了活动和功能,导致关节活动不灵活而感到僵硬。经过适当的活动,有助于改善血液循环,缓解淤血和水肿,使关节活动恢复灵活,晨僵缓解或消失。

目前,可以通过晨僵持续的时间和程度来判断晨僵的严重程度,可参考"巴斯强直性脊柱炎疾病活动指数(Bath Ankylosing Spondylitis Disease Activity Index,BASDAI)调查表"中的评分标准。晨僵反映强直性脊柱炎全身炎症的严重程度,通过观察晨僵的变化,可以帮助了解疾病的状况和治疗效果。

26 强直性脊柱炎的疼痛有什么特点?

🍃 腰背痛及颈部疼痛

疼痛一直以来是强直性脊柱炎患者的梦魇,主要表现为腰背部的慢性疼痛。强直性脊柱炎是一种慢性、系统性、炎症性疾病。该病名在希腊文中的意思是"弯曲的脊柱"。顾名思义,该病的主要特征是侵犯中轴骨(脊柱)。绝大多数患者呈上行性发展,以骶髂关节受累起病,表现为炎症性腰背痛,之后沿腰椎、胸椎、颈椎依次向上发展,表现为腰痛、背痛、前胸痛和侧胸痛及颈部疼痛。少数患者呈下行性发展,颈椎最早受累,之后逐渐向下累及胸椎、腰椎和骶髂关节,发病部位的临床表现与上述一致。

(1)骶髂关节炎:约 90% 的患者最先出现骶髂关节炎,表现为腰部或腰骶部的疼痛,并伴有僵硬感,呈间歇性和反复发作。起病初期,疼痛往往是单侧和间歇性,之后逐渐发展为双侧和持续性,并可放射至大腿。

(2)腰椎病变:腰椎受累时可出现腰痛和下背痛,腰部前屈、背伸、侧弯和旋转均可受限,手指指地距离(患者双脚并拢,双膝伸直,尽可能地弯腰用手指去触碰地面,测量从地面到伸直的中指尖端的距离)显著增大。至晚期,腰部生理弯曲变直,甚至消失。

(3)胸椎病变:胸椎受累时可出现背痛、前胸和侧胸痛。当肋椎关节、胸骨柄、胸锁关节及胸肋关节受累时,可出现束带状胸痛,胸廓扩张受限。晚期可逐渐出现驼背畸形。

(4)颈椎病变:主要为颈椎炎,表现为颈部疼痛,并向头部或上臂放射。头部活动受限,常表现为低头,头不能后仰、侧弯或旋转,回头时须连同身体一起转动。严重者仅能看到自己的足尖,不能抬头平视。

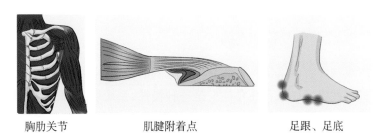

胸肋关节　　　　　　　　肌腱附着点　　　　　　足跟、足底

图 9　强直性脊柱炎引起疼痛的常见外周部位

🍃 肌腱附着点炎

强直性脊柱炎患者经常会被除了腰背部疼痛之外的其他部位的疼痛折磨,那就是足跟、足底部位的疼痛。肌腱附着点,也称为肌腱端,是指韧带和肌腱在骨表面附着的部位。肌腱附着点炎是以肌腱附着点为中心的组织变性和非感染性炎症,是强直性脊柱炎、脊柱关节炎的病理基础。从病理角度而言,强直性脊柱炎的中轴关节和外周关节病变都起源于肌腱附着点炎。

这里讨论的主要是非外周关节受累的肌腱附着点炎。强直性脊柱炎肌腱附着点炎的好发部位有跟腱端和足底筋膜。跟腱端炎主要表现为单侧或双侧足跟部位持续、顽固性疼痛,部分伴有肿胀,表面皮肤无红肿,皮肤温度、颜色一般正常,疼痛可以在活动时出现,上下楼梯、跳跃、行走时加重。反复发作后可引起足跟部增大,触摸感觉较硬。足底筋膜炎也比较常见,表现为足底疼痛,行走时明显,休息可缓解。

治疗肌腱附着点炎的方法通常包括药物治疗、物理治疗和适当运动。药物治疗包括应用非甾体抗炎药、抗风湿药和生物制剂等，以减轻炎症和疼痛。物理治疗可以帮助改善肌肉的柔韧性和关节的运动范围。适当运动可以维持肌肉力量和关节灵活性，减轻疼痛和僵硬感。

27 〈 为什么会发生夜间痛？

大多数强直性脊柱炎患者来医院诊疗的主诉是半夜被腰背痛痛醒，那么为什么会出现半夜疼痛呢？接下来解析夜间痛之谜。

根据引发的病因不同，腰背痛可以分为炎症性腰背痛和机械性腰背痛。常见的机械性腰背痛包括腰部扭伤、腰椎间盘突出、慢性腰背肌肉/软组织劳损。急性腰部扭伤、腰椎间盘突出急性发作的患者通常有比较明确的弯腰搬重物或发力的病史，慢性腰椎间盘突出、腰背肌肉/软组织劳损的患者通常有长期弯腰负重或从事相关工作的经历，机械性腰背痛多在休息后症状缓解。

强直性脊柱炎引起的则是炎症性腰背痛。经过国际脊柱关节炎评估协会（Assessment of SpondyloArthritis International Society，ASAS）的风湿病学专家讨论，炎症性腰背痛的标准为：①活动后症状改善；②夜间痛；③隐匿性起病；④40 岁以前发病；⑤休息后症状无改善。如果患者慢性腰背痛超过 3 个月，并且符合上面 5 条中的至少 4 条，即考虑为炎性腰背痛，其敏感性为 77%，特异性为 91.7%。

炎症性腰背痛是强直性脊柱炎的关键临床表现。1949 年，Hart 及其同事在临床上第一次准确地对炎症性腰背痛进行了描述："不活动常导致患者的腰背痛和晨僵加重。在清晨，患者因为疼痛和僵硬而觉醒。"2006 年，Rudwaleit 研究发现，在 101 例强直性脊柱炎患者中,有44％的患者因为疼痛后半夜醒来。由此设立的炎症性腰背痛 Berlin 标准首次加入了"因为腰背痛在后半夜疼醒"。基于多年的临床研究总结,2009 年 ASAS 将"夜间痛"纳入了炎症性腰背痛的诊断标准并沿用至今。

夜间痛是强直性脊柱炎患者的特点之一,这与炎症活动增加有关,因为在夜间,身体处于休息状态,免疫系统的活动相对增强,炎症反应可能更为显著。另外,可能是炎症部位本身存在血液循环障碍,夜间休息时间长,加重了血液循环不畅,炎症因子在局部堆积,无法被及时清理,从而产生疼痛。

28 ᑈ 强直性脊柱炎为什么会引起驼背?

强直性脊柱炎累及脊柱后期的特征性表现之一是脊柱后凸,即驼背。形成原因主要包括以下几点。

(1)炎症导致的骨质增生:强直性脊柱炎的炎症反应首先发生在脊柱的椎体角,即韧带和肌腱附着的地方。炎症导致不正常的骨质增生,最终可能使两个椎体连接起来,形成所谓的"竹节样"改变。

(2)脊柱僵硬和生理曲度变化:随着病情进展,脊柱的椎体逐渐粘连,导致脊柱活动能力下降,生理曲度发生变化,从而形成弯腰驼背的外观。

(3)长期姿势不良:如果患者长期保持不良姿势,如腰部长期处于屈曲状态,也可能导致驼背的形成。

29 〈 如何防治强直性脊柱炎引起的驼背?

早期诊断和规范治疗:早期发现并进行规范治疗是预防驼背的关键。使用生物制剂、柳氮磺吡啶片、非甾体类药物等进行系统治疗,可以控制炎症,减少骨质损伤,避免驼背的形成。

(1)保持良好的姿势:患者应保持正确的站立和坐姿,避免长时间保持同一姿势,特别是弯腰驼背的姿势。

(2)定期进行腰背部肌肉锻炼:增强腰背部肌肉力量可以帮助支撑脊柱,减少炎症对脊柱的影响。推荐的锻炼包括游泳、打太极拳、散步等。

(3)物理治疗:对疼痛、炎症性关节或软组织给予必要的物理治疗,如热敷、按摩等,以缓解症状。

(4)合理作息和营养:保持规律的作息,摄入富含钙、维生素及营养的膳食,多吃水果,戒烟戒酒,以增强身体抵抗力。

(5)手术治疗:对于已经形成严重驼背的患者,如果药物和物理治疗效果不佳,可能需要考虑手术治疗以矫正畸形。

(6)心理支持:强直性脊柱炎患者可能会因驼背而感到心理压力,因此心理支持和鼓励也是重要的一环。

通过上述措施,可以有效地预防和治疗强直性脊柱炎引起的驼背,提高患者的生活质量。

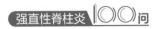

30 强直性脊柱炎可以导致哪些关节外器官或部位受累?

强直性脊柱炎的关节外表现见图 10。

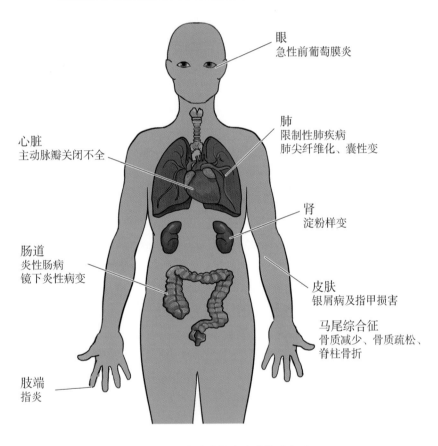

图 10　强直性脊柱炎的关节外表现

● 眼红、眼痛、视物模糊——眼部受累

门诊有时会有这样的强直性脊柱炎患者,经过规范的治疗后,患者的腰背痛得到控制,实验室检查中血液指标如红细胞沉降率(erythrocyte sedimentation rate,ESR)和 C 反应蛋白(C-reactive protein,CRP)都在正常范围内,但是却出现了眼部症状,包括双眼交替出现红肿、疼痛、畏光、流泪和视力下降。这是怎么回事呢?

实际上,眼部是强直性脊柱炎最容易受累的关节外器官之一(图 11)。前葡萄膜炎(又称虹膜睫状体炎)是强直性脊柱炎最常合并的眼部损害,约 1/4 的患者可以发生前葡萄膜炎,常急性发作,单侧发病,也可以双侧交替发作,主要表现为疼痛、充血、畏光、流泪及视物模糊。每次发作 4～8 周,多为自限性,不留后遗症,但

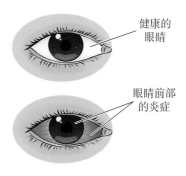

健康的眼睛

眼睛前部的炎症

图 11　强直性脊柱炎眼部受累

有复发倾向。国内外研究显示,急性前葡萄膜炎的发生与疾病的严重程度并无明显关联。

如果急性前葡萄膜炎发作,不必过分惊慌,只要及时去医院眼科就诊,规范治疗,一般疗效较好。值得注意的是,急性前葡萄膜炎可发生于病程的各个阶段,甚至可以作为强直性脊柱炎的首发症状。因此,如果前葡萄膜炎反复发作,并同时存在关节、腰背痛时,需要警惕强直性脊柱炎的可能,建议患者及时去医院就诊,进行相关检查以明确或排除强直性脊柱炎。

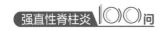

腹痛、腹泻、便血——肠道受累

腹痛,这个与脊柱似乎关系不大的症状也可能由强直性脊柱炎引起。一般情况下,强直性脊柱炎并不直接导致腹痛、腹泻和便血等消化道症状。然而,强直性脊柱炎可能与一些相关疾病或并发症有关,这些疾病可以导致消化道症状,例如:

(1)炎症性肠病(inflammatory bowel disease,IBD):强直性脊柱炎患者中,有5%～10%的患者同时患炎症性肠病,包括克罗恩病和溃疡性结肠炎。这些疾病会导致腹痛、腹泻、便血等消化道症状。

(2)肠炎和胃溃疡:强直性脊柱炎患者在使用非甾体抗炎药等药物治疗时,可能出现胃肠道不良反应,如肠炎、溃疡等,导致腹痛、腹泻等症状。

(3)营养不良:强直性脊柱炎患者可能因为疼痛、髋关节功能障碍等影响,导致饮食不足或消化吸收不良,进而出现消化道问题。

因此,如果患者同时出现腹痛、腹泻、便血等消化道症状,建议及时就医,进行全面的评估和诊断,以确定症状的原因并采取合适的治疗措施。

呼吸不畅、胸部隐痛——肺部受累

强直性脊柱炎的肺部受累包括胸廓及肺实质的病变,通常没有临床症状。如果肺部受累严重,可发生上呼吸道阻塞和急性呼吸衰竭。关于强直性脊柱炎患者肺部受累的原因仍未明确,一般认为发生于严重骨骼病变的患者。主要表现如下。

(1)胸廓扩张受限:由于胸椎强直、肋椎关节及胸肋关节的炎症,使得胸廓扩张受限,胸廓扩张度下降可导致限制性通气障碍和呼吸功能降低,同时这种扩张受限可能导致胸部隐痛和呼吸不畅。

（2）肺纤维囊性变：强直性脊柱炎与胸膜疾病的联系早在1940年就有报道。患者肺上叶的纤维囊性变发生率为1.3％～30％。肺尖部纤维囊性变常出现于成年患者，从出现强直性脊柱炎常见表现到出现肺部病变的时间为6～25年，平均时间为15年或更长。肺纤维囊性变主要发生于男性，男女发病比例为50∶1。肺尖部纤维化通常没有明确的临床表现。若继发感染，可出现咳嗽、咳痰、咯血、气短等症状。

💊 肩、髋、膝、踝部疼痛——关节受累

强直性脊柱炎不仅影响腰背部，还可能累及全身关节（图12）。其特点是：下肢关节多于上肢关节，单关节受累多于多关节受累，不对称多于对称。早期病变处关节有炎性疼痛，伴有关节周围肌肉痉挛，有僵硬感，早晨起床明显。也可以表现为夜间疼痛，经活动或服用非甾体抗炎药物后疼痛减轻或缓解。主要容易发病的关节包括髋、膝、踝、肩、肘关节等，手、足小关节偶有受累。

当出现外周关节症状后，大部分患者会辗转于骨科、神经科、康复科、针灸科、推拿科等就诊，按照风湿性关节炎、类风湿关节炎、化脓性关节炎或关节结核治疗，但病情却长时间无法控制。直到出现腰痛和活动受限，X线检查发现骶髂关节改变时，才被诊断为强直性脊柱炎。

💊 是骨质疏松，还是骨质增生——骨骼受累

一般认为强直性脊柱炎引发全身僵直，肯定是因为骨增生过度，其实它也可能并发骨质疏松。

强直性脊柱炎晚期脊柱融合，呈"竹节样"改变。从病理角度来说，脊柱周围的韧带和软组织钙化，最终形成骨质增生，这可导致椎体之间的骨桥形成，限制了脊柱的运动，这使得大家认为强直

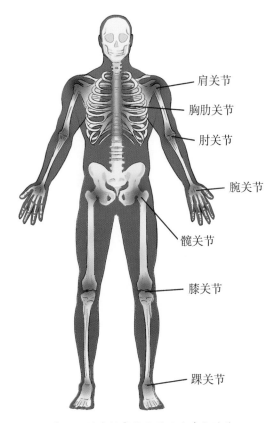

肩关节

胸肋关节

肘关节

腕关节

髋关节

膝关节

踝关节

图 12　强直性脊柱炎累及全身各关节

性脊柱炎是骨质增生。但实际上,强直性脊柱炎也存在骨质疏松。从疾病的早期阶段开始,脊柱和髋部存在骨密度下降和骨量丢失的情况。近年的研究表明,强直性脊柱炎普遍存在骨质疏松,主要在脊柱椎体局部。大部分患者存在不同程度的骨量减少,甚至骨质疏松。据研究报道,19%~61%的强直性脊柱炎患者有骨质疏松,似乎是疾病本身的表现,而不是合并症。另有研究表明,强直性脊柱炎患者的骨质疏松或骨量减少发生率可达 50%~92%,病程越长,更容易出现。强直性脊柱炎的骨质疏松程度较轻,以椎体改变为主,而且多伴有骨质增生、韧带钙化等特点,常是骨质增生与骨质疏松兼有。

🍃 行走障碍——髋关节受累

髋关节,这一隐藏在肌肉中的大关节也未能幸免,它的受累是导致强直性脊柱炎患者行走障碍甚至残疾的重要原因。强直性脊柱炎患者中,髋关节受累的发生率较高,国内资料统计约为 1/3,而且髋关节炎是患者最终出现残疾的危险因素之一,给患者带来极大的痛苦。虽然强直性脊柱炎主要影响脊柱,可影响患者的体型并引起活动受限,但一般不会使患者丧失独立生活的能力。而晚期严重的髋关节病变会令患者部分或完全失去工作或生活自理能力。

强直性脊柱炎的髋关节病变起病隐匿,髋部疼痛是早期受累的表现,可表现为髋部剧痛,部分表现为臀部或腹股沟痛,但这些症状不典型。随着病程进展,逐渐出现髋关节活动受限、跛行、关节周围肌肉萎缩及屈曲痉挛,甚至骨性强直。髋关节受累的患者多为男性,病情进展迅速,症状重,易出现关节强直,致残率高,预后差。一般髋关节受累发生在起病前 10 年,早期发现病变,及时明确诊断,早期采取积极措施,控制病程进展,可以最大限度地改善预后。

31 ‹ 对心血管系统有哪些影响?

强直性脊柱炎患者存在很多传统心血管疾病危险因素,但具体原因不明,炎症可能在其中起关键作用。因为系统性炎症参与了从动脉粥样硬化的发生到最终出现血栓的全过程,并能促进危险因素的致病作用。此外,强直性脊柱炎患者更低的高密度脂蛋白水平也是导致心血管事件的重要危险因素。

3.5%～10%的强直性脊柱炎患者心脏可能受累,通常在发病多年后才出现心脏病变,可能与病程有关,与骨骼病变的活动情况关系不大。因此,合并心脏病变的患者一般年龄较大、病史较长。心脏受累的常见表现包括主动脉炎、上行性主动脉瓣膜纤维化、心脏瓣膜功能不全、不同程度的心脏传导系统功能异常和左心室功能不全等。其中以主动脉瓣关闭不全和房室传导阻滞较为多见。但多数心脏瓣膜功能不全无显著血流动力学异常,因此患者常无明显不适症状。如果病变累及心脏传导系统,则发生房室传导阻滞或心律失常,可有心慌、头晕,甚至晕厥。

32 〈 对心理有哪些影响?

强直性脊柱炎患者因长期遭受疼痛及功能障碍,久而久之可能会引发各种各样的心理问题。伤"神"指的就是精神心理损害,如焦虑、抑郁等。近年来越来越多的医生发现强直性脊柱炎患者伴有焦虑和抑郁的比例较健康人群高,患病率分别约为25%和12%。此外,强直性脊柱炎患者病情越重、功能障碍越明显,其焦虑和抑郁程度则越高。

这些精神心理问题的产生原因是复杂的。一方面,由于各种原因,患者被误诊或延迟诊断,致使病情反复,失去最佳治疗机会或治疗效果不佳,患者缺乏对强直性脊柱炎病情的足够认识,认为该病无法得到根治,一旦患病就相当于得了"不死的癌症",身体残疾是必然结局,失去对治疗、工作和生活的信心。另一方面,部分药物治疗过程中带来的不良反应、治疗的经济负担及疾病可能会遗传给后代等,使患者忧心忡忡。

但是,随着科学技术的进步,涌现出越来越多先进的诊断方法、治疗手段,患者应该正确认识强直性脊柱炎,相信早期诊断、规范治疗是有控制和治愈该病希望的。另外,如出现精神心理问题,应该积极去医院就诊并及时治疗。

33 〉 对神经系统有哪些影响?

强直性脊柱炎在进展的过程中可能引起神经系统的病变,尤其是当炎症波及脊柱和骨盆区域的神经结构时。以下是与强直性脊柱炎神经系统病变相关的一些常见信号。

(1)神经根压迫症状:强直性脊柱炎导致脊柱关节的骨质增生,这可能压迫脊柱神经根,引起放射性疼痛、麻木和刺痛感,通常沿着神经分布的路径延伸。

(2)神经根炎症:炎症发生在脊柱周围的软组织和关节时,可能导致神经根炎症,引起疼痛、麻木和感觉异常。

(3)椎动脉炎症:强直性脊柱炎可能导致颈椎区域的炎症,影响椎动脉。这可能导致头部供血不足,引起头痛、眩晕和颈部不适等症状。

(4)脊髓压迫:当脊柱发生严重的骨质增生时,可能会压迫脊髓,导致脊髓功能障碍,出现行走困难、排尿和排便问题等。

(5)神经根损伤:长期的炎症和骨质增生可能导致神经根的损伤和退行性变化,进而引起感觉和运动功能障碍。

需要注意的是,这些神经系统病变的信号可能有个体差异,而且早期症状可能不明显。如果患者出现了任何神经系统方面的不

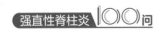

适或异常症状,应尽快就医,进行评估和治疗。及早发现并处理强直性脊柱炎相关的神经系统病变可以有效减轻症状并防止疾病的进一步恶化。

34 ‹ 皮肤会发生哪些变化?

作为一种慢性系统性炎症性疾病,强直性脊柱炎常伴有皮肤、黏膜等脏器受累表现。到目前为止,有关强直性脊柱炎皮肤、黏膜受累的文献研究报道比较少。可能的原因是皮肤、黏膜受累表现的确少见,症状相对于脊柱关节表现更轻微,以及患者及临床医生对此重视不够等。

皮肤受累表现主要包括结节性红斑、溢脓性皮肤角化病及坏疽性脓皮病等,而后者较为罕见。

(1)结节性红斑:是一种位于小腿伸侧的急性发病的红色或紫红色疼痛性炎症性结节,青年女性多见,病程有局限性,但易复发。皮损突然发生,为双侧对称的皮下结节,蚕豆至核桃大小,数目达10个或更多,自觉疼痛或压痛,中等硬度。早期皮色淡红,表面光滑,轻微隆起;几天后,皮色转暗红或青红,表面变平。3~4周后结节逐渐消退,留有暂时色素沉着,结节始终不发生溃疡。皮损好发于胫前,也可见于大腿、上臂伸侧及颈部,少见于面部。结节性红斑的发生多在肠病及外周关节炎病情活动时出现,可被用来作为评价病情活动的指标。

(2)溢脓性皮肤角化病:是病变皮肤的过度角化,主要分布于足底,也可发生于手掌、阴囊等部位。皮肤病变开始表现为在红斑基础上的囊泡,进而发展为斑疹、丘疹及结节,通常无触痛,相互可以融合,集聚成簇,破溃后皮肤角化形成一层很厚的痂,脱落后不留瘢痕。皮疹病变外观常难以与银屑病皮疹相鉴别。此外,患者常出现指/趾甲板病变,如指/趾甲增厚、混浊、营养不良,甲下过度角化,甚至指/趾甲脱落。

（3）坏疽性脓皮病:较为罕见,是一种破坏性皮肤溃疡,好发于双下肢,皮损形态多样,首先出现红色丘疹、水泡或脓疱,逐渐融合为紫红色硬结之后,中心迅速坏死形成溃疡。溃疡表面覆有恶臭黄绿色脓液和结痂,边缘隆起,局部剧烈疼痛;形成溃疡时可有高热,愈合后遗留薄的筛状瘢痕。

35 ＜ 黏膜会发生哪些变化?

黏膜病变主要表现有结膜炎、漩涡状龟头炎、口腔溃疡及肠炎等。

（1）结膜炎:是最常见的眼部并发症。患者通常主要表现为单眼或双眼受累,眼睛充血、流泪,出现黏液脓性分泌物伴有结膜表面的乳头状突起。这一点很容易与其他类型的感染性结膜炎或"红眼病"相混淆。症状多在 2～7 天消退,但少数患者有畏光及视力下降表现。在出现结膜炎症状同时,常合并其他黏膜结构病变,如口腔溃疡和生殖器病变等。

（2）环状糜烂性龟头炎:通常是指龟头、尿道口附近出现的无痛性、浅表性溃疡,表面多潮湿,开始为小的水疱,周围充血症状不明显,偶尔浅表溃疡可融合成匐行性斑块,覆盖整个龟头,明显发红而触痛不明显,有时包皮内侧、阴茎及阴囊均可受累。一般在数天至数周内愈合,极少数可持续数月。

（3）口腔溃疡:主要出现在颊黏膜和舌体,初期为小水疱,分布在上颚、牙龈、舌体和面颊部,病程多呈现一过性,通常没有疼痛等不适症状,容易被忽视。在合并肠道病变的脊柱关节病患者中更为多见,并且与病情活动相关。

(4)肠炎:主要分布在回肠,也会有镜下结肠炎的报道。研究表明,采用回肠、结肠镜检查可发现多数强直性脊柱炎患者存在肉眼或显微镜下亚临床的肠道炎症,大部分患者没有明显的临床症状。值得一提的是,有相当一部分强直性脊柱炎患者在治疗过程中出现空回肠部位溃疡是因治疗时服用非甾体抗炎药所致,而非疾病本身的原因。文献报道,因长期口服非甾体抗炎药导致的小肠黏膜损伤最高比例可达75%,这一点应该引起临床医生的高度重视。

总之,强直性脊柱炎相关的黏膜病变并不罕见,患者在发病过程中应该保持密切关注,随时将有关病情反馈给医生,以便医生及时作出诊断和评估,进行针对性治疗。

36 身体会有哪些信号?

强直性脊柱炎患者在日常生活中应注意以下身体信号,并在出现时及时反馈给医生。

(1)持续或加剧的疼痛:背部、臀部或脊柱疼痛加剧,尤其是在夜间或休息时。

(2)晨僵加剧:早晨起床时关节僵硬,持续时间超过30分钟。

(3)异常疲劳:感到异常的疲劳,并影响日常生活和工作。

(4)体重变化:无明显原因的体重减轻或增加。

(5)活动受限明显:脊柱或关节的活动范围受限,影响日常活动。

(6)眼部问题加重:突发的眼红、眼痛或视力下降,可能是急性前葡萄膜炎的症状。

（7）心脏症状：胸痛、呼吸困难或心悸，可能与心脏受累有关。

（8）消化系统症状：腹痛、腹泻或便血，可能与炎症性肠病有关。

（9）神经系统症状：腿部麻木、刺痛或无力，可能是神经根受压的信号。

（10）步态改变：行走时步态不稳或跛行，可能与髋关节受累有关。

（11）脊柱畸形：脊柱过度弯曲或僵硬，导致身体姿势改变。

（12）全身性症状：发热、食欲缺乏或全身性不适感。

（13）皮肤和黏膜病变：如银屑病等皮肤病变加重或新发。

（14）情绪变化：感到抑郁或焦虑，可能是疾病对心理状态的影响。

当出现上述信号时，患者应及时与医生沟通，以便进行必要的检查和调整治疗方案。定期的医疗随访对于监控疾病活动性、预防并发症和维持最佳生活质量至关重要。

诊　　断

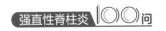

37 〈 腰痛＋HLA-B27阳性，预示着什么？

门诊医生经常遇到因为腰痛就诊并需查HLA-B27的患者，如果发现HLA-B27阳性，很多患者就认定自己患了强直性脊柱炎。腰痛和HLA-B27阳性是强直性脊柱炎的两个常见特征，但仅凭这两个因素并不能直接确诊为强直性脊柱炎。以下是需要考虑的几点。

（1）腰痛的性质：强直性脊柱炎的腰痛通常表现为慢性、炎症性腰背部疼痛，尤其是早晨起床时或长时间不活动后更为明显，活动后可缓解。

（2）HLA-B27与强直性脊柱炎的关联：HLA-B27是一种与强直性脊柱炎高度相关的遗传标志物，但其阳性并不意味着一定患有强直性脊柱炎，因为也有相当一部分人HLA-B27阳性但并未发病。

（3）其他症状：除了腰痛和HLA-B27阳性外，还需要关注其他症状，如晨僵、外周关节炎（脊柱以外关节的炎症性病变）、肌腱末端炎、眼炎等。

（4）影像学检查：X线、磁共振成像（magnetic resonance imaging，MRI）等影像学检查可以帮助发现骶髂关节和脊柱的炎症性改变，这些是强直性脊柱炎的重要诊断依据。

（5）实验室检查：除了HLA-B27，其他实验室指标如C反应蛋白、红细胞沉降率等炎症标志物的升高也有助于诊断。

（6）临床评估：医生会综合考虑病史、体格检查、辅助检查结果以及症状持续的时间等，进行综合评估。

（7）排除其他疾病：腰痛是一种非特异性症状，需要排除其他可能导致腰痛的疾病,如腰椎间盘突出、腰椎炎症、退行性关节病等。

(8)专业诊断:最终的诊断需要由风湿免疫科医生或骨科医生根据国际公认的诊断标准(如 ASAS 标准)进行。

因此,即使有腰痛和 HLA-B27 阳性,也不能断定为强直性脊柱炎,需要医生进行全面评估和必要的检查。

38 如何通过 X 线片识别和解读骶髂关节炎?

骶髂关节炎是强直性脊柱炎的常见表现之一。通过 X 线片医生可以识别骶髂关节炎的一些特征(图 13)。以下是一些 X 线片上可能出现的指标。

(1)骶髂关节囊肿:在 X 线片上可能观察到骶髂关节周围的软组织肿胀或囊肿形成,这可能是由于炎症引起的。

(2)骶髂关节间隙变窄:由于炎症和骨质增生,骶髂关节的关节间隙可能变窄或完全闭合。这种变化常表现为 X 线片上骶髂关节的不连续或模糊。

(3)骶髂关节骨质增生:X 线片上可以观察到骶髂关节周围的骨质增生和硬化。这些变化可能表现为骶髂关节边缘的不规则、骨赘和骨桥形成。

(4)骶髂关节骨质破坏:在严重的情况下,X 线片上可能显示出骶髂关节的骨质破坏,表现为关节面的不规则、骨折或关节变形。

(5)骨化性韧带炎:X 线片上可能显示出骶髂关节周围软组织骨化,尤其是韧带部位,这是骨化性韧带炎的典型表现之一。

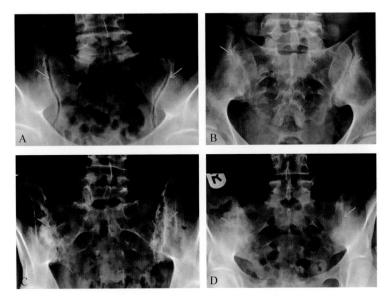

图 13　骶髂关节炎的X线表现

A. 正常骶髂关节间隙；B. 部分骨质侵蚀、硬化，关节间隙周围模糊；C. 骨质破坏及部分强直，关节间隙变窄；D. 骨质增生导致关节间隙消失。

　　这些X线表现通常与临床症状和其他影像学检查（如MRI）结合来评估骶髂关节炎的程度和活动性。最终的诊断需要由专业的医生进行综合评估。

39 X线、CT、MRI在诊断强直性脊柱炎上有哪些不同？

　　对于强直性脊柱炎患者来说，"拍片"检查，即影像学检查至关重要，因为它们可以帮助医生观察到关节和脊柱的病变，从而进行准确的诊断和评估疾病所处的阶段。以下是不同影像学检查方法的选择依据。

（1）X线：X线是强直性脊柱炎诊断的首选方法，尤其在观察骶髂关节和脊柱的慢性改变方面。X线可以显示骶髂关节的炎症、关节间隙的变化、骨质硬化和骨桥形成等特征性改变。X线对于观察结构性改变非常有用，尤其是当疾病进展到一定阶段时。

（2）CT：CT提供了比X线更高的分辨率，能够更清晰地显示骨皮质、骨小梁结构以及细微的骨质改变。CT对于早期发现骶髂关节炎和评估疾病的活动性非常有用，尤其是在X线表现不明确时。

（3）MRI：MRI对软组织的敏感性高于X线和CT，能够清晰显示骨髓水肿、滑膜炎、肌腱炎等炎症表现，有助于早期发现强直性脊柱炎的病变。MRI在显示早期炎症和活动性病变方面具有优势，尤其是在骶髂关节炎的早期诊断中。

40 ‹ 选择哪种影像学检查有什么讲究吗？

具体选择哪种影像学检查取决于疾病的阶段和临床需求。

在疾病的早期或疑似阶段，如果X线表现不明确，MRI可能是一个更好的选择，因为它能够检测到更早期的炎症变化。当需要更详细地评估骨结构变化时，CT可能是更合适的选择。X线通常作为初始筛查和随访检查的手段，特别是在资源有限的情况下。最终的选择应由医生根据患者的具体情况和当地的医疗资源来决定。

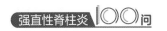

41 ‹ MRI 对强直性脊柱炎有哪些诊断价值?

MRI 在强直性脊柱炎的诊断中具有重要的价值,尤其是在早期诊断和评估患者的疾病活动性方面。

(1)早期诊断:强直性脊柱炎在早期可能没有明显的 X 线表现,而 MRI 可以帮助早期发现强直性脊柱炎相关的病变,如骶髂关节炎、滑膜增生和骨间隙狭窄等。通过 MRI,医生可以在早期诊断强直性脊柱炎,从而更早地采取治疗措施。

(2)评估疾病活动性:MRI 可以准确显示脊柱和骶髂关节的炎症和滑膜增生程度,从而评估强直性脊柱炎患者的疾病活动性。与 X 线相比,MRI 对软组织的成像更为敏感,因此可以更好地评估强直性脊柱炎患者的炎症程度。

(3)指导治疗:通过 MRI 评估强直性脊柱炎患者的疾病活动性,医生可以更好地指导治疗方案的选择和调整。MRI 可以帮助医生确定是否需要采取生物制剂等强效药物来控制强直性脊柱炎的炎症活动。

(4)监测疾病进展:随着时间的推移,强直性脊柱炎患者的疾病可能会进展,包括骨质破坏和关节融合等。MRI 可以定期监测强直性脊柱炎患者的病变进展,及时调整治疗方案以控制疾病。

(5)无辐射风险:与 X 线和 CT 相比,MRI 没有电离辐射,适合重复检查,尤其对于需要长期跟踪检查的患者。

总的来说,MRI 在强直性脊柱炎的诊断和管理中扮演着重要的角色,尤其是在早期诊断和评估疾病活动性方面。它可以提供更准确、更敏感的影像学信息,有助于医生作出更精准的诊断和治疗决策,从而提高强直性脊柱炎患者的生活质量。

42 红细胞沉降率和C反应蛋白
为什么要定期检查?

强直性脊柱炎患者在治疗过程中,医生经常会要求定期检查红细胞沉降率和C反应蛋白,这是因为这两项指标对于监测病情活动性和治疗反应具有重要意义。

(1)监测炎症活动:红细胞沉降率和C反应蛋白都是体内炎症反应的非特异性指标。在强直性脊柱炎患者中,当病情活动时,这些指标往往会升高。

(2)评估治疗效果:通过定期测量红细胞沉降率和C反应蛋白的水平,医生可以评估患者对治疗的响应,如药物治疗是否有效控制炎症。

(3)指导治疗方案调整:如果这些指标持续升高或没有下降到预期水平,可能意味着当前的治疗方案需要调整,医生会考虑更换或增加药物。

(4)预测病情进展:一些研究表明,持续的炎症活动与关节损害和功能丧失的进展有关。因此,监测这些指标有助于预测病情的长期结果。

(5)全身炎症反应:除了关节炎症,强直性脊柱炎可能导致全身性的炎症反应,红细胞沉降率和C反应蛋白的升高也可能与这种全身性炎症相关。

(6)排除其他疾病:红细胞沉降率和C反应蛋白的升高也可能是其他疾病的标志,如感染或恶性肿瘤,定期检查有助于排除这些可能性。

(7)患者教育和自我管理:了解这些指标的水平也有助于患者更好地理解自己的病情,从而在日常生活中采取适当的自我管

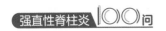

理措施。

总之,定期检查红细胞沉降率和C反应蛋白对于强直性脊柱炎患者的疾病管理很重要,有助于医生作出更准确的诊断、评估治疗效果、及时调整治疗方案,并为患者提供更好的医疗关怀。

43 抽血与拍片多久检查一次?

强直性脊柱炎的复查通常包括抽血和拍片,也就是血液检查和影像学检查,以监测疾病的活动性和进展情况。复查的频率取决于疾病的活动度、治疗反应以及患者的具体症状。

(1)血液检查:常规血液检查,包括红细胞沉降率、C反应蛋白等炎症指标,有助于评估疾病的活动性。如果疾病处于稳定期,可能6个月至1年检查1次;如果疾病活动期,可能需要每3个月或半年检查1次。

(2)影像学检查:包括X线、CT或MRI,用于观察关节和脊柱的结构变化。影像学检查的频率可能较低,因为它们更多地反映慢性结构变化。疾病稳定期的患者可能每年或每2年进行1次影像学检查,而活动期或有明显关节损害的患者可能需要更频繁的检查,如每半年1次。

(3)特殊情况:如果患者有特殊情况,如症状突然加剧、新的症状出现,或者对治疗有不良反应,可能需要更频繁地检查。

(4)个体化差异:复查的具体时间和频率应根据患者的个体情况和主治医生的建议确定。医生会根据患者的病情变化、治疗反应和合并症等因素制订个性化的监测计划。

(5)其他检查:除了血液和影像学检查,患者可能还需要进行其他相关检查,如心脏和眼部检查,以监测可能的关节外表现。

　　强直性脊柱炎的复查计划需要综合考虑疾病活动度、治疗效果和患者个体差异，由医生和患者共同决定。定期复查对于评估疾病进展、调整治疗方案和改善预后具有重要意义。

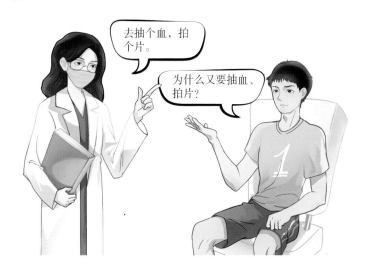

44 〈 为什么要复查肝、肾功能？

　　很多患者在复查过程中会有疑问，为什么要查肝、肾功能。强直性脊柱炎患者在治疗过程中需要定期复查肝、肾功能，主要原因有以下几点。

　　（1）药物影响：强直性脊柱炎的治疗常用药物，如非甾体抗炎药、改善病情的抗风湿药物（disease-modifying anti-rheumatic drug，DMARD）和生物制剂等，都可能对肝脏和肾脏产生一定的影响。非甾体抗炎药长期使用可能会引起肝损伤和肾病，如肝、肾功能异常，需调整药物剂量或更换治疗方案。

　　（2）病情监测：强直性脊柱炎本身或其并发症可能影响肝、肾功能。例如,一些患者可能会发生 IgA 肾病,这是与强直性脊柱炎相关的常见肾脏病变。定期检查可以帮助早期发现并处理可能出现的肝、肾问题,避免潜在的严重并发症。

(3)慢病管理需求:由于强直性脊柱炎是一种慢性疾病,需要长期管理,定期监测肝、肾功能是长期治疗计划的一部分。除了药物治疗,患者的其他健康状况,如高血压、糖尿病等,也可能影响肝、肾功能,需要通过定期检查来监控。

综上所述,定期复查肝、肾功能对于强直性脊柱炎患者的疾病管理非常重要,有助于保障治疗的安全性,及时发现并处理相关问题。

45 与银屑病关节炎如何鉴别?

强直性脊柱炎和银屑病关节炎是两种常见的关节炎性疾病,它们有一些共同的特征,但也存在一些区别。

(1)伴随症状:强直性脊柱炎不会出现皮肤银屑病变,而银屑病关节炎患者可能会有皮肤红斑、鳞屑和瘙痒等银屑病症状。

(2)受影响的关节:强直性脊柱炎主要影响脊柱和骨盆区域的关节,可能导致背部疼痛和僵硬,而银屑病关节炎可以影响任何关节,包括手指关节、腕关节、膝关节和踝关节等外周关节。

(3)眼部问题:强直性脊柱炎可能会引发眼部炎症,如虹膜炎。银屑病关节炎也可能影响眼部,但更常见的是结膜炎。

(4)皮肤和指甲变化:强直性脊柱炎通常不会出现皮肤和指甲方面的问题。银屑病关节炎可能会有指甲异常和其他皮肤症状,因为其通常与银屑病有关。

(5)基因因素:强直性脊柱炎与 *HLA-B27* 基因相关,而银屑病关节炎与银屑病基因关联。

所以，虽然它们可能有一些相似的症状，但是以上这些区别有助于医生识别并准确诊断患者。对于疑似患有这些疾病的人，最好由风湿科专家进行诊断和治疗。

46 〈 与类风湿关节炎如何鉴别？

强直性脊柱炎和类风湿关节炎是两种不同的关节疾病，它们有一些明显的区别。

（1）受影响的关节：强直性脊柱炎主要影响脊柱和骨盆区域的关节，导致背部疼痛和僵硬。类风湿关节炎可以影响任何关节，包括手指关节、腕关节、膝关节和踝关节等，通常是对称性受累。

（2）关节的疼痛和僵硬：强直性脊柱炎的主要症状是脊柱和骨盆区域的持续性背部疼痛和僵硬，尤其在早晨或休息后加重。类风湿关节炎也会导致受累关节疼痛和僵硬，但这些症状通常在早晨开始，并在活动后逐渐减轻。

（3）关节形态学变化：强直性脊柱炎可能导致脊柱和骨盆区域的关节形态学变化，如骨质增生和脊柱弯曲等。类风湿关节炎可能导致关节畸形和皮下结节（风湿性结节）。

（4）血液标志物：类风湿关节炎患者的类风湿因子（rheumatoid factor，RF）或抗环瓜氨酸多肽（cyclic citrullinated peptide，CCP）抗体通常阳性。强直性脊柱炎患者的 *HLA-B27* 基因阳性率较高。

（5）影像学表现：类风湿关节炎在 X 线片上显示关节侵蚀和破坏。强直性脊柱炎显示脊柱的炎症和最终的骨化。

虽然强直性脊柱炎与类风湿关节炎有一些相似的症状，但以

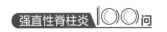

上这些区别有助于医生对患者进行准确的诊断和治疗。如果有任何疑问或症状，最好咨询专科医生进行评估和治疗。

47 ‹ 与系统性红斑狼疮如何鉴别？

系统性红斑狼疮（systemic lupus erythematosus，SLE）和强直性脊柱炎都是慢性炎症性疾病，但它们在临床表现、受累器官和系统、病因等方面有显著不同。以下是它们的一些特征性表现的对比。

（1）病因和遗传：SLE的确切病因不明，但认为与遗传、环境因素及雌激素水平有关。强直性脊柱炎同样病因不明，但遗传因素（尤其是 HLA-B27 基因）在发病中起重要作用。

（2）皮肤表现不同：SLE的特征性皮肤表现包括面部蝶形红斑，可能还有盘状红斑、光敏感等。强直性脊柱炎通常不以皮疹为主要表现。

（3）关节症状不一致：关节炎是常见症状，通常为对称性、多关节性，但很少导致关节畸形。强直性脊柱炎以慢性腰背痛和脊柱僵硬为主，外周关节炎可见，且通常不呈对称性分布。

（4）肾脏受累：肾脏病变是 SLE 的常见并发症，表现为蛋白尿、血尿等。强直性脊柱炎肾脏受累不常见，且通常不表现为肾炎。

（5）心脏和血管受累：SLE 可出现心包炎、心肌炎、瓣膜病变等。强直性脊柱炎心脏受累较少见，可能与主动脉瓣关闭不全有关。

（6）神经系统受累：SLE 可出现神经精神性狼疮，表现为癫痫发作、精神病性症状等。强直性脊柱炎神经系统受累较少，可能出现马尾综合征等。

（7）血液系统受累：SLE 常见贫血、白细胞减少、血小板减少等。强直性脊柱炎血液系统受累不常见。

（8）实验室检查：SLE 抗核抗体（antinuclear antibody，ANA）阳性是 SLE 的特征性实验室检查之一。*HLA-B27* 基因阳性与强直性脊柱炎有高度相关性，但并非所有强直性脊柱炎患者都呈阳性。

这些特征性表现有助于医生在临床上区分 SLE 和强直性脊柱炎，并为患者提供针对性的治疗方案。需要注意的是，每个患者的症状可能会有所不同，且两种疾病可能存在重叠的症状，因此确诊通常需要综合临床症状、实验室检查和影像学检查。

48 与弥漫性特发性骨肥厚如何鉴别？

强直性脊柱炎和弥漫性特发性骨肥厚（diffuse idiopathic skeletal hyperostosis，DISH）都会影响脊椎，表现为脊柱韧带的广泛骨化，专业的医生有时候也会混淆。但它们是两种不同的疾病，有以下主要区别。

（1）发病特点：强直性脊柱炎是一种慢性炎症性疾病，主要影响年轻人，特别是男性，它会导致脊柱关节炎症，随着时间推移，可能引起脊柱僵硬和关节融合。DISH 则是一种随着年龄增长而出现的退行性骨病，通常见于中老年人，尤其是男性，它以脊椎前部韧带的骨化（骨刺形成）为特点，但通常不会引起严重的炎症。

（2）临床表现：强直性脊柱炎的典型症状是慢性腰背部疼痛和僵硬，尤其是早晨起床时更为严重，活动后可减轻。DISH 的症状通常较轻，可能包括轻微的背部疼痛和僵硬，但不会导致严重的脊柱活动受限。

（3）影像学特征：在 X 线片上，强直性脊柱炎显示的是骶髂关节炎症和侵蚀，以及脊柱的"竹节样"变化，即脊柱边缘的骨质增生。相比之下，DISH 的 X 线特点是脊椎前部广泛的骨化，尤其是从胸椎到腰椎，通常不累及骶髂关节。

（4）治疗和预后：强直性脊柱炎的治疗目标是控制炎症、缓解疼痛和保持关节活动性，可能需要使用抗炎药物和生物制剂。弥漫性特发性骨肥厚的治疗通常较为保守，侧重于缓解症状和预防并发症，如通过物理治疗和适当的运动来改善脊柱的灵活性。

总的来说，强直性脊柱炎是一种炎症性疾病，而 DISH 是一种退行性骨病，两者在症状、影像学表现和治疗上都有所不同。

49 〈 与痛风如何鉴别？

随着生活水平的提高，痛风发病率持续增加，也有部分强直性脊柱炎患者被误认为痛风发作而进行治疗。强直性脊柱炎和痛风都是会影响关节的疾病，但它们的病因、影响的关节、症状及治疗方法均有所不同。

（1）疾病发生原因：强直性脊柱炎是一种慢性炎症性疾病，主要影响脊柱和骶髂关节，男性比女性更常见。它可能与遗传有关，尤其是 *HLA-B27* 基因阳性的人群更易患病。痛风是由尿酸水平过高引起的，尿酸在关节处形成晶体，导致炎症和剧痛。它通常与饮食习惯有关，如经常食用高嘌呤食物。

（2）受影响的关节：强直性脊柱炎主要影响脊柱，尤其是骶髂关节（位于脊柱底部的骨盆关节），随着病情发展，可能会影响到胸椎和颈椎。痛风通常首先影响足部，特别是大足趾关节，但也可能影响其他关节，如膝关节、足踝、手指等。

（3）临床表现：强直性脊柱炎的典型症状是慢性腰背痛和僵硬，早晨起床时最为严重，活动后可以缓解。痛风的典型症状是突发的关节剧痛，通常在夜间或清晨发作，疼痛可能在数小时内达到高峰，伴有红肿和触痛。

（4）治疗方法：强直性脊柱炎的治疗目标是控制炎症、缓解疼痛和保持关节活动性，治疗方法包括服用非甾体抗炎药、生物制剂和物理治疗。痛风的治疗包括服用降低尿酸水平的药物，如非布司他片、别嘌呤醇，以及在急性发作时使用抗炎药物缓解疼痛。

（5）饮食建议：对于强直性脊柱炎患者，虽然没有特定的饮食要求，但健康饮食和适量运动有助于整体健康和控制症状。痛风患者需要避免吃高嘌呤食物，如红肉、海鲜等；避免饮酒，以减少尿酸的生成。

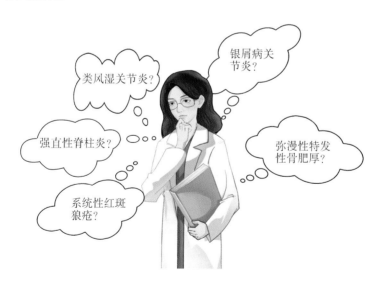

总的来说，强直性脊柱炎是一种影响脊柱和骨盆关节的炎症性疾病，而痛风则是由于尿酸晶体在关节处沉积引起的急性炎症。

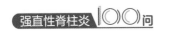

两者都需要医生的诊断和适当的治疗。

50 强直性脊柱炎引起的腰痛与腰肌劳损有什么区别？

强直脊柱炎和腰肌劳损都会引起腰部的疼痛不适,很多强直性脊柱炎患者早期腰背部疼痛容易被误认为是腰肌劳损,从而导致误诊或治疗的延后。其实它们是两种不同的疾病。

（1）疾病原因及性质：强直性脊柱炎是一种慢性炎症性疾病,主要影响脊柱,特别是骶髂关节,并且可能导致脊柱的关节融合,变得僵硬。腰肌劳损通常是由于腰部肌肉或韧带的过度使用、扭伤或其他形式的损伤引起的,它是一种较为常见的肌肉骨骼问题。

（2）症状特点：强直性脊柱炎的症状通常包括慢性腰背部疼痛和僵硬,尤其是在早晨醒来时最为严重,但活动后会有所减轻。腰肌劳损的症状通常是腰部的疼痛和肌肉紧张,可能在进行某些活动（如提重物或不正确的弯腰）后加剧。

（3）发病年龄：强直性脊柱炎好发于年轻人,尤其是男性,通常在 20～30 岁开始出现症状。腰肌劳损可以发生在任何年龄段,但更常见于那些从事重体力劳动或长时间保持同一姿势工作的人群。

（4）治疗方法：强直性脊柱炎的治疗可能包括药物（如非甾体抗炎药和生物制剂）、物理治疗和定期锻炼以保持关节活动性。腰肌劳损的治疗通常包括休息、冷敷或热敷、服用止痛药、使用肌肉松弛剂,以及避免可能导致劳损的活动。

（5）病程和预后：强直性脊柱炎是一种慢性疾病,可能会随着时间逐渐恶化,需要长期管理和治疗。腰肌劳损通常有自限性,可以在休息和适当治疗后自行恢复,但预防劳损很重要。

总的来说,强直性脊柱炎是一种慢性炎症性疾病,影响整个脊柱,而腰肌劳损则是由于腰部肌肉或韧带的损伤引起的。

51 强直性脊柱炎引起的腰痛与椎间盘突出引起的腰痛有何区别?

强直性脊柱炎和椎间盘突出都是腰背部疼痛不适,容易被非专业人员混淆。它们的原因、症状和治疗方法各不相同。

(1)病因:强直性脊柱炎是一种慢性炎症性疾病,身体的免疫系统错误地攻击脊柱的关节,导致疼痛和僵硬。它往往有遗传倾向,多见于年轻人。椎间盘突出通常是由于脊柱中的软垫(椎间盘)受到挤压或撕裂,可能会压迫到周围的神经,从而引起疼痛。

(2)临床表现:强直性脊柱炎症状通常是慢性的腰背部疼痛和僵硬,早晨起床时特别严重,活动后会有所缓解。椎间盘突出症状可能包括腰部疼痛,这种疼痛有时会沿着腿部(坐骨神经)向下放射,导致腿部疼痛或麻木。

(3)受影响区域:强直性脊柱炎主要影响脊柱的下部,尤其是骶髂关节,随着病情发展,可能向上蔓延至整个脊柱。椎间盘突出影响的是脊柱中某个特定区域的椎间盘,通常与损伤或退化有关。

(4)治疗方法:强直性脊柱炎的治疗包括药物(如非甾体抗炎药和生物制剂)、物理治疗和定期运动。椎间盘突出的治疗包括休息、服用止痛药、物理治疗,以及在某些情况下需要手术来移除压迫神经的椎间盘部分。

(5)病程特点:强直性脊柱炎是一种慢性疾病,可能会逐渐恶化,需要长期管理和治疗。椎间盘突出的症状可能会突然出现,尤其是如果椎间盘发生严重的撕裂,但有时也会随着时间的推移而自行缓解。

综上所述,强直性脊柱炎是一种免疫系统攻击脊柱关节的炎症性疾病,而椎间盘突出则是脊柱中的软垫受到挤压或撕裂导致。

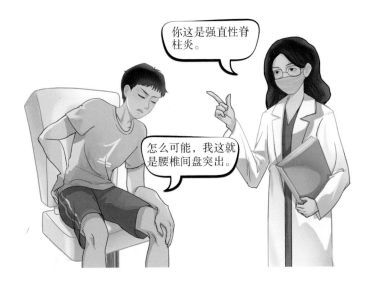

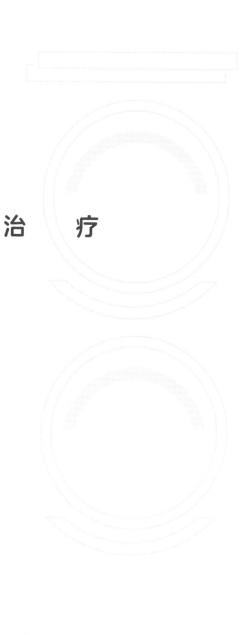

治　疗

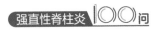

52 〈 止痛药——吃，还是不吃？

强直性脊柱炎患者主要的症状就是腰背部疼痛，门诊医生经常会给患者开具止痛药。对于这类药物，患者又爱又恨，爱它是因为能够缓解疼痛症状，恨它是因为会引起胃肠道不适。那么对于止痛药，吃还是不吃呢？

一般情况下，需考虑以下一些因素。

（1）疼痛程度：如果患者的疼痛为轻度或中度，并且可以通过非药物方法（如体育锻炼、物理治疗）进行管理，那么可能不需要长期依赖止痛药。

（2）炎症控制：强直性脊柱炎引起疼痛的原因是炎症，非甾体抗炎药也就是我们常用的止痛药不仅可以缓解疼痛，还能减轻炎症，对患者有益。

（3）药物不良反应：长期使用某些止痛药物可能会引起一些不良反应，如胃肠道症状、肝脏损伤等。在选择药物时，医生会考虑患者的具体情况，如是否有胃肠道疾病风险，选择特定的药物，如 COX-2 抑制剂等。医生会在疼痛控制与不良反应之间权衡。

（4）个体差异：某些止痛药对某些患者更有效，而对另一些患者可能效果较差。医生会根据患者的具体情况制订个体化的治疗方案。

因此，强直性脊柱炎患者是否需要吃止痛药，需与医生进行详细讨论后再做出决定。

53 ‹ 终身服药有必要吗?

很多强直性脊柱炎患者担心,得了强直性脊柱炎会不会像糖尿病、高血压患者一样需要终身服药。强直性脊柱炎患者是否需要终身服药取决于多个因素,包括疾病的严重程度、症状的控制情况以及个体化治疗方案等。

(1)疾病严重程度:强直性脊柱炎是一种慢性炎症性疾病,其活动性可能会有所波动。在疾病活动期间,患者可能需要长期服用药物来控制症状和预防关节损伤。

(2)症状控制情况:如果患者的症状较轻或处于缓解期,可以通过药物治疗一段时间后逐渐减少药物剂量或停止药物治疗。但对于症状较为严重或持续活跃的患者,需要继续维持药物治疗,以控制疼痛和炎症。

(3)个体化治疗方案:每个患者的病情和反应都可能不同,因此治疗方案应该是个体化的。强直性脊柱炎常需使用抗炎药物和免疫抑制剂等进行治疗,长期使用这些药物会带来一些不良反应和风险。权衡药物的益处与风险,以确定是否需要终身服药。

54 ‹ 强直性脊柱炎根治的可能性有多大?

目前还没有根治强直性脊柱炎的方法,但是有许多治疗方法可以帮助控制其症状和减缓病情的进展。治疗的目标通常是减轻疼痛、降低炎症、改善关节活动度,并提高患者的生活质量。

常见的治疗方法包括药物治疗(如非甾体抗炎药、免疫抑制剂、生物制剂等)、物理治疗、规律锻炼、手术(如关节置换术)及生活方式管理等。这些治疗方法可以帮助患者控制症状、减轻炎症反应,并延缓病情的发展。

虽然目前尚无可治愈强直性脊柱炎的方法,但通过积极的治疗和管理,许多患者可以有效地控制疾病,减少症状对其生活造成的影响。及早诊断和治疗是非常重要的,可以最大限度地减缓疾病的进展和减少并发症的发生。

55 用药时间及其与饮食的关系是怎样的?

很多强直性脊柱炎患者都会有疑问,药是饭前还是饭后服用,是早晨还是晚上服用? 其实这通常取决于药物的类型、剂型,以及患者的具体病情。以下是一些一般性指导原则。

(1)非甾体抗炎药:这类药物是强直性脊柱炎治疗的一线用药,用于缓解疼痛和炎症。此类药物可能会刺激胃黏膜,因此建议在饭后服用,以减少胃部不适。

(2)生物制剂:如 TNF-α 抑制剂或 IL-17 抑制剂,这些药物通过皮下注射给药,用药疗程取决于医生的判断和患者的治疗反应。

(3)糖皮质激素:如果使用这类药物,通常建议在早晨一次性服用,以减少对内分泌系统的影响。

(4)抗风湿药物:如甲氨蝶呤,建议在饭后服用,以减少对胃肠道的刺激。

(5)个体化治疗:具体服用时间应根据患者的反应和医生的建议来确定。有些患者可能需要根据疼痛的模式来调整服药时间,如果夜间疼痛加剧,需要在晚上服用。

以上信息是一般性建议,实际用药应遵循医生的具体指导,因为每个患者的情况不同,医生会根据患者的具体情况制订个性化的治疗方案。

56 ‹ 脊柱骨化了,还需要补钙吗?

很多强直性脊柱炎患者到了后期逐渐出现颈椎和腰椎的骨化强直,此时很多患者就认为骨头已经过度钙化了,肯定不需要补钙了。其实强直性脊柱炎患者即使出现了脊柱骨化,补钙仍然是推荐的治疗措施之一。这是因为强直性脊柱炎患者可能伴有骨质疏松,而骨质疏松会增加骨折风险,影响患者的生活质量。

以下是关于强直性脊柱炎患者需要继续补钙的一些考虑因素。

(1)炎症与骨质疏松:强直性脊柱炎患者的长期慢性炎症反应可以导致骨质疏松,炎症细胞因子对骨代谢有负面影响,导致骨量减少。

(2)药物影响:某些强直性脊柱炎治疗药物,如长期应用的糖皮质激素,可能会引起骨质疏松。

(3)活动量减少:由于疼痛和僵硬,强直性脊柱炎患者的活动量可能会减少,这进一步增加了骨量流失,导致骨质疏松风险的增加。

对于强直性脊柱炎患者来说,补充钙质和维生素 D 可以帮助改善骨密度,减少骨质疏松的风险。强直性脊柱炎患者的补钙治疗应在医生指导下进行,根据患者的具体情况(如骨密度测定结果)来确定补钙的剂量和持续时间。除了补钙,强直性脊柱炎患者还应进行适当的体育活动,如游泳、打太极拳等,以及遵循医嘱进行药物治疗和定期监测骨密度。此外,吸烟是骨质疏松的一个风险因素,强直性脊柱炎患者应当戒烟。

综上所述,即使发生脊柱骨化,强直性脊柱炎患者也需要考虑补钙,以减少骨质疏松的风险。补钙治疗应在医生指导下进行,结合患者的整体状况和治疗需求。

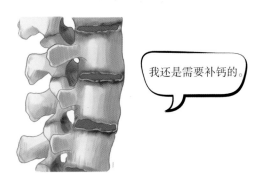

我还是需要补钙的。

57 ᐸ 不痛了就是治疗达标了吗?

强直性脊柱炎的达标治疗不仅仅是缓解疼痛,尽管疼痛管理是治疗的重要组成部分,达标治疗的目标更为全面,包括以下几点。

(1)控制炎症:减轻炎症反应是治疗的关键,因为炎症是导致关节和脊柱损伤的主要原因。疼痛是反映炎症活动的重要评估指标,另外红细胞沉降率、C反应蛋白等指标也需长期监测。

(2)改善功能:除了缓解疼痛,治疗还旨在最大限度地恢复患者的身体功能,包括脊柱活动度和社会活动能力。

(3)防止结构损伤:通过控制炎症,减缓或阻止关节和脊柱的结构损伤,预防关节畸形和脊柱强直。

因此,虽然疼痛缓解是治疗的重要指标,但强直性脊柱炎的全面治疗还需要考虑控制炎症、改善功能障碍、预防结构损伤和提高生活质量等多方面因素。患者应在医生指导下制定个性化的治疗方案,并进行定期评估和必要的调整。

58 合并胃病时,用药该注意什么?

强直性脊柱炎患者在治疗过程中,可能会使用一些药物,如非甾体抗炎药、抗风湿药、生物制剂等,这些药物会引起或加重胃部疾病的症状。因此,强直性脊柱炎患者合并胃部疾病时用药需要注意以下几点。

（1）药物选择:非甾体抗炎药是治疗强直性脊柱炎的一线用药,但它们可能会刺激胃黏膜,增加胃溃疡和出血的风险。如果患者有胃部疾病,应选择对胃肠道不良反应较小的非甾体抗炎药,如选择性 COX-2 抑制剂,并在医生指导下使用。如果患者在使用非甾体抗炎药后出现胃部不适,应及时告知医生,医生会调整药物剂量或更换其他类型的药物。

（2）用药时间:建议在饭后服用非甾体抗炎药,以减少对胃黏膜的刺激。

（3）药物剂量:应使用最小有效剂量,避免长期大剂量使用,以减少胃部不良反应。

（4）保护胃黏膜:可联合使用质子泵抑制剂(如奥美拉唑)或 H_2 受体阻滞剂(如雷尼替丁),以减少非甾体抗炎药对胃黏膜的损伤。

（5）戒烟、戒酒:吸烟和饮酒都会刺激胃黏膜,引起或加重胃部疾病,因此强直性脊柱炎患者并发胃病时应戒烟、戒酒。

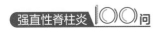

（6）饮食管理：执行抗炎及低淀粉饮食，并注意补充维生素，以减少胃部不适。

59 孕期用药该注意什么？

强直性脊柱炎患者需要长期用药，而孕期患者用药需要特别谨慎，因为一些药物可能对胎儿造成不良影响。针对强直性脊柱炎怀孕患者的用药，有以下几点注意事项。

（1）非甾体抗炎药：此类药物是治疗强直性脊柱炎的一线药物，但孕妇在孕晚期应避免使用，因为它们可能影响胎儿的发育和导致羊水过少。在孕早期和中期，如果需要使用，应选择对妊娠影响较小的药物，并在医生指导下使用。

（2）糖皮质激素类药物：如泼尼松，可能是妊娠期间治疗强直性脊柱炎的较安全选择，但需在医生指导下使用，避免长期大剂量使用带来的不良反应。

（3）抗风湿药物：某些抗风湿药物可以改善病情，如甲氨蝶呤和来氟米特，但因其有致畸风险，孕妇禁用。如果计划怀孕，应提前停用这些药物，并可能需要使用药物洗脱程序。

（4）生物制剂类药物：一些生物制剂，如肿瘤坏死因子（TNF）抑制剂，在妊娠期间可能相对安全，但使用前应仔细评估风险与益处，并在专业医生指导下使用。

（5）孕期监测：孕期应定期监测强直性脊柱炎的病情活动度和药物可能产生的不良反应，及时调整治疗方案。

（6）营养补充：强直性脊柱炎女性患者在孕期应格外注意补充适当的维生素和矿物质，如叶酸、铁、钙和维生素 D，以支持自身和胎儿的健康。

60 ‹ 哺乳期用药该注意什么?

处于哺乳期的强直性脊柱炎女性患者在用药时应格外注意,因为一些药物可能会通过母乳进入婴儿体内,影响婴儿的健康。针对强直性脊柱炎患者哺乳期用药,有以下几点需注意。

(1)非甾体抗炎药:部分非甾体抗炎药在哺乳期可以服用,但需在医生指导下进行。建议服药 4 小时后下一次服药前哺乳,可减少药物影响,并注意观察婴儿是否有任何不良反应。

(2)生物制剂:TNF-α 抑制剂在孕早期与孕中期使用被认为是较为安全的,但建议在孕 30 周前停用。哺乳期能否使用的证据不明确,因此不推荐使用。

(3)抗风湿药物:柳氮磺吡啶在患者哺乳期乳汁中的药物含量很低,可以给足月产健康婴儿哺乳。但建议在哺乳后立即服药,以降低药物在下次哺乳时的浓度。甲氨蝶呤可导致胎儿畸形,因此女性患者孕期及哺乳期禁用。如果需要备孕,建议停药 3～6 个月再考虑。

(4)哺乳后服药:如果需要在哺乳期使用某些药物,尽量在哺乳后立即服用,以降低药物在下次哺乳时的浓度。

(5)泵乳和丢弃:对于某些药物,可能需要在服药前泵乳并丢弃含有药物成分的母乳,以减少婴儿的药物暴露。

(6)替代方案:如果某种药物哺乳期不适宜服用,应询问医生是否有安全的替代治疗方案。

(7)监测婴儿反应:注意观察婴儿是否出现异常反应或不适症状,如呕吐、腹泻、异常疲倦等。如果出现任何异常,应立即联系医生。

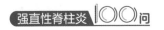

61 〈 生物制剂早用早好吗?

关于强直性脊柱炎患者是否越早使用生物制剂越好,目前并没有统一的结论,因为治疗方案需要根据患者的具体病情、炎症活动度、对非生物制剂治疗的反应以及患者的经济状况等因素综合考虑。

强直性脊柱炎生物制剂的最佳使用时机是在其他传统药物治疗无效或不能耐受时,且疾病活动性高、关节炎症严重或存在持续的疼痛和功能障碍时。一般来说,以下情况可能提示需使用生物制剂。

(1)疾病活动性高:如果强直性脊柱炎的疾病活动性较高,表现为持续的关节炎症、疼痛、僵硬和功能障碍,而传统药物治疗无法有效控制症状,那么使用生物制剂可能是合适的选择。

(2)传统治疗无效或不能耐受:如果患者对传统的非甾体抗炎药、免疫抑制剂等药物治疗无效或不能耐受,那么生物制剂可以成为一个有效的替代选择。

(3)功能障碍:如果患者因为关节炎症和僵硬导致了功能障碍,影响了日常活动和生活质量,那么使用生物制剂可能有助于减轻症状,改善功能。

(4)预防关节损害:在疾病早期诊断和治疗阶段,如果有预测性的因素表明患者可能会发展为严重的关节损害,那么早期使用生物制剂可能有助于减少关节损害的发生和进展。

总之,使用生物制剂的最佳时机应由医生根据患者的具体情况和疾病特点进行综合评估和决定。早期使用生物制剂治疗可能有助于减缓疾病进展并提高患者的生活质量,但必须权衡其风险和益处。

62 < 可以应用的生物制剂有哪些?

目前市面上针对强直性脊柱炎患者的生物制剂种类繁多,常用的生物制剂有以下几种。

(1) 肿瘤坏死因子(TNF)抑制剂:如英夫利昔单抗(infliximab)、阿达木单抗(adalimumab)、依那西普(etanercept)等。它们通过抑制 TNF-α 的作用来减轻炎症反应。

(2) 白介素-17A(IL-17A)抑制剂:如依奇珠单抗(ixekizumab)和司库奇尤单抗(secukinumab)。它们通过抑制 IL-17A 的作用来减轻炎症反应。

(3) 白介素-12/23(IL-12/23)抑制剂:如乌司奴单抗(ustekinumab)。它通过抑制 IL-12 和 IL-23 的作用来减轻炎症反应。

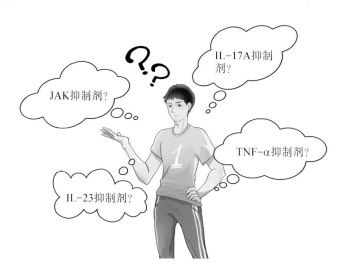

（4）白介素-23（IL-23）抑制剂：如古塞奇尤单抗（guselkumab）。它通过抑制 IL-23 的作用来减轻炎症反应。

（5）JAK 抑制剂：如托法替布（tofacitinib）。它通过抑制 JAK 酶的活性来减轻炎症反应。

63 〈 如何合理应用生物制剂?

面对种类繁多的生物制剂,患者该如何选择呢? 强直性脊柱炎患者在选择使用何种生物制剂时,应考虑以下几个方面。

（1）医生的专业意见：患者应与医生讨论,医生会根据患者的病情、既往治疗反应以及其他个体化因素来建议使用最合适的生物制剂。

（2）疾病活动性：一些生物制剂对疾病活动性高的患者效果较好,应根据患者的疾病活动性,选择合适的生物制剂。

（3）治疗目标：患者的治疗目标可能包括减轻疼痛、改善功能、减少关节损害等。不同的生物制剂在这些方面的效果可能不同。

（4）既往治疗史：患者过去使用过的药物及其效果和不良反应做记录,这些对选择生物制剂具有重要参考价值。如患者曾经对某些药物产生过不良反应,医生会选择其他药物。

（5）药物的安全性和风险：不同的生物制剂有不同的不良反应和使用风险。患者和医生需要权衡这些风险,并考虑患者的其他健康问题。

（6）经济承受能力：生物制剂通常价格较高,患者应考虑自身经济承受能力。医生也可以帮助患者了解不同药物的医保覆盖情况。

（7）方便性：生物制剂的给药方式包括皮下注射、静脉注射或口服。患者应根据自己的生活方式和方便性选择适合的给药方式。

（8）治疗反应：患者在使用一种生物制剂后，应通过评估病情活动性的变化来评价治疗反应。如果一种 TNF 抑制剂治疗失败，应考虑换用另一种 TNF 抑制剂或 IL-17 抑制剂。

（9）最新的临床证据：医生会根据最新的临床研究和指南来选择最佳的生物制剂。患者可以向医生咨询有关最新的治疗进展。

患者需在与医生进行详细讨论后共同选定最适合自己的生物制剂。考虑的因素包括药物的疗效、安全性、给药途径、个人偏好、潜在的不良反应及经济承受能力等。

64 ＜ 应用生物制剂有哪些禁忌证？

强直性脊柱炎患者在应用生物制剂时存在一些禁忌证，这些禁忌证需要在医生的指导下严格遵守，以避免出现严重不良反应或病情加重。以下是一些应用生物制剂的禁忌证。

（1）活动性感染：存在活动性感染，如呼吸道感染、尿路感染、结核等，是使用生物制剂的禁忌。

（2）恶性肿瘤：恶性肿瘤患者通常不建议使用生物制剂，因为它们可能影响免疫系统，从而加剧肿瘤的进展。

（3）严重肝病：有严重肝脏疾病的患者应避免使用某些生物制剂，因为它们可能对肝脏造成额外负担。

（4）严重心脏病：充血性心力衰竭或其他严重心脏疾病患者应慎用 TNF 抑制剂。

（5）过敏反应：对生物制剂的任何成分过敏的患者不得使用。

（6）神经系统疾病：有脱髓鞘样综合征、视神经炎、横断性脊髓炎、多发性硬化及帕金森病等神经系统疾病的患者应避免使用。

（7）孕期和哺乳期：孕期和哺乳期妇女使用生物制剂的安全性尚未明确，因此通常建议避免使用或者在医生指导下使用。

（8）免疫缺陷：对于有免疫缺陷或正在接受免疫抑制治疗的患者，使用生物制剂可能增加感染的风险。

（9）慢性感染：有慢性感染如乙型肝炎病毒（viral hepatitis type B，HBV）、丙型肝炎病毒（hepatitis C virus，HCV）感染的患者在使用生物制剂前需要特别评估，以防感染加重。

（10）手术前后：在手术前后，可能需要暂停使用生物制剂以降低感染风险。

（11）未控制的糖尿病：此类患者需要慎用，因为生物制剂可能会影响血糖控制。

（12）严重血液系统疾病：如白细胞数量过低或再生障碍性贫血等。

（13）其他医疗状况：其他可能影响生物制剂使用安全性的医疗状况，如未控制的癫痫等。

在考虑使用生物制剂之前，医生会综合考虑患者的整体健康状况，进行必要的筛查和评估，以确保治疗的安全性。患者应与医生充分沟通，了解所有可能的风险和禁忌证，并严格遵循医嘱。

65 应用生物制剂如何减量不减效？

强直性脊柱炎患者在使用生物制剂的过程中，可能会考虑减量以降低药物不良反应或经济负担，同时希望保持疗效。以下是一些原则，一般需在医生指导下进行。

（1）治疗达标后减量：在患者达到治疗目标后，可以考虑开始减量。但是开始减量前需要达到一定的稳定期，此时间应个体化。

（2）谨慎减少剂量：减量应谨慎进行，通常建议减少的剂量不应超过50%，并根据病情活动度、年龄、病程长短、预后不良因素和患者特点进行个体化调整。

（3）延长用药间隔：对于皮下给药的生物制剂，可以通过增加用药间隔来减少剂量，而静脉给药的生物制剂则可以通过减少每次用量或降低给药频率来实现。

（4）定期临床控制：一旦开始减量，应制订每次的减量方案，并在8周后进行首次临床控制。如果患者继续接近治疗目标，之后可以每12～16周连续随诊。

（5）复发时的处理：在减量过程中，如果患者病情复发，应根据复发的严重程度调整生物制剂的剂量或给药间隔。

（6）监测生物制剂的血浆水平：监测药物血浆水平可以帮助医生评估疗效，并决定何时可以减量或终止治疗。

（7）结合其他治疗方法：在减少生物制剂使用的同时，可能需要结合非甾体抗炎药和其他治疗手段，以控制疾病。

（8）专业医生评估：在考虑减量或停药之前，患者应在专业医师的指导下进行全面评估，包括病情活动度、炎症标志物水平和影像学进展。

66 ᐸ 如何在家使用生物制剂？

使用生物制剂需要长期规律注射，很多年轻患者考虑时间成本会选择自行居家注射。强直性脊柱炎患者居家使用生物制剂时,需严格遵守以下几个关键点。

(1)医生指导:在居家使用生物制剂之前,必须接受过医生的指导,确保了解药物的使用方法、剂量和可能的不良反应。

(2)培训教育:患者或家属应接受适当的培训,学习如何正确注射药物,包括注射技巧、注射部位的选择和轮换,以及处理注射器和针头的方法。

(3)药物保存:生物制剂通常需要在冰箱中冷藏保存,以保持其生物活性。在取出药物准备注射前,应将其放置在室温下回温,以避免注射时引起不适。

(4)注射准备:注射前应确保双手清洁,使用酒精棉球消毒注射部位,并在注射后正确处理注射器和针头,避免交叉感染。

(5)监测反应:注射后应监测身体反应,注意是否有过敏反应、注射部位红肿等,必要时及时就医。

(6)定期复查:即使在家自行注射,也应定期到医院复查,评估病情和治疗效果,及时调整治疗方案。

(7)紧急情况的处理:了解在出现严重不良反应时的紧急处理措施,包括如何快速联系医生或前往医院。

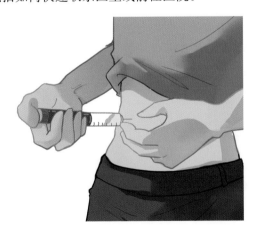

67 不做"折刀人"，驼背如何干预和纠正？

强直性脊柱炎患者都非常担心自己会不会慢慢地发展成为"折刀人"，也就是脊柱屈曲畸形导致的驼背。强直性脊柱炎患者预防驼背的关键在于早期诊断、及时治疗以及坚持规律的物理治疗和运动锻炼。以下是一些具体的预防措施。

（1）病情控制：在强直性脊柱炎的早期阶段，及时接受治疗可以有效地控制病情发展，延缓及避免驼背的发生、发展。

（2）规律运动：定期进行体育锻炼，如游泳、打太极拳、做广播体操等，有助于增强椎旁肌肉的力量，增加肺活量，保持关节活动度，预防或减轻残疾。

（3）正确姿势：在日常生活中保持正确的坐、站和卧姿，避免长时间维持弯腰驼背的姿势。站立时挺胸收腹，坐位时保持腰部挺直，睡眠时尽量采取平卧位或者俯卧位。

（4）物理治疗：如热敷、按摩治疗和牵引悬吊等，可以帮助缓解肌肉痉挛和疼痛，增加脊柱的柔韧性。

（5）定期检查：定期进行影像学检查，如 X 线和 MRI，监测脊柱关节的变化，及时调整治疗方案。

（6）营养均衡：保持均衡的饮食，补充足够的钙和维生素 D，以增强骨骼健康。

（7）戒烟：吸烟可能加速病情进展，因此戒烟对于控制病情和预防驼背非常重要。

（8）心理支持：保持积极乐观的心态，减少心理压力，有助于疾病控制和预防驼背。

通过上述措施，强直性脊柱炎患者可以有效地预防驼背的发生和发展。重要的是,患者应在医生的指导下进行治疗和康复,定期评估病情,及时调整治疗策略。

68 如何选择手术时机?

强直性脊柱炎患者什么时候需要手术干预呢?手术时机的判断和方法选择是一个复杂的过程,通常由患者的病情严重程度、症状的影响程度以及保守治疗的效果来决定。以下是一些常见的判断和方法选择的考虑因素。

(1)症状的严重程度:通常在疼痛、功能障碍严重或疾病影响生活质量的情况下,才考虑手术。

(2)保守治疗的效果:如果保守治疗(如药物治疗、物理治疗等)无法有效控制症状,或病情持续进展,则需要考虑手术。

(3)脊柱的稳定性:如果强直性脊柱炎导致脊柱不稳定或严重的姿势异常,可能需要手术来稳定脊柱并纠正姿势。

(4)关节损害的程度:如果关节严重受损,影响关节功能和稳定性,可能需要接受关节置换手术,以消除关节的疼痛,恢复关节的功能。

(5)神经压迫或脊髓损伤:如果强直性脊柱炎导致神经压迫或脊髓损伤,可能需要紧急手术来解除神经受压,预防进一步的神经损伤。

(6)患者的整体健康状况:手术风险与患者的整体健康状况密切相关,因此医生会考虑患者是否有其他健康问题,以确定手术的风险性。

手术方法的选择取决于患者的具体情况,可能包括脊柱融合术、关节置换术、椎弓根切除术等。医生会根据患者的病情和需要来制定个性化的手术方案,并与患者进行充分沟通后再做决策。

69 ‹ 手术有哪些风险?

手术作为治疗的最后选择是有一定的风险的,强直性脊柱炎患者在进行脊柱矫形及髋关节置换手术时,需要面对一些特定的风险和挑战。

(1)麻醉风险:强直性脊柱炎可能累及整个脊柱,包括颈椎、胸椎和腰椎,导致整个躯干失去正常的生理形态。因此,麻醉难度与风险同步增加。

(2)出血风险:手术过程中可能发生出血,尽管现代手术已经能够有效控制出血,但仍然存在一定的风险。

(3)感染风险:与所有手术一样,存在术后感染的风险,特别是在使用植入物(如人工关节)的情况下。

(4)血栓形成:手术后患者可能会出现血栓形成的风险增加,特别是在长时间卧床恢复期间。

(5)假体相关风险:如果进行的是关节置换手术,存在假体松动、假体周围骨折、异位骨化等风险。

(6)神经及脊髓损伤:手术过程中可能会损伤神经、脊髓,导致感觉或运动功能障碍,甚至截瘫。

(7)脊柱不稳定:手术后可能出现脊柱不稳定,需要额外的固定或融合手术。

(8)畸形复发:即使手术后,脊柱畸形仍有可能复发,需要长期跟踪和可能的再次手术。

(9)手术效果:手术效果是长期的、稳定的、可靠的,但术前应告知患者手术目的是治疗强直性脊柱炎导致的严重脊柱畸形和关节功能障碍,而不是治疗强直性脊柱炎疾病本身。

为了降低这些风险,医疗团队会进行详细的术前评估和准备,包括影像学检查、麻醉方案的制定、手术技术的精确执行,以及术后的密切监护和康复训练。患者和医疗团队之间的充分沟通也至关重要,以确保患者对手术过程、预期结果和潜在风险有充分的了解。

70 如何选择髋关节置换假体?

强直性脊柱炎累及髋关节患者在进行髋关节置换手术前会查阅很多资料,其中最多见的疑问就是如何选择髋关节假体。医生通常会考虑以下因素。

(1)髋关节功能及解剖状况:医生会评估患者的髋关节功能状况,包括疼痛程度、活动受限情况以及关节功能损害程度。另外,针对不同的髋臼及股骨干形态,选择相应的适配假体。

(2)患者的年龄和活动水平:年龄和活动水平会影响假体的选择。对于年轻而活动水平较高的患者,通常会选择更耐用的假体,以确保长期的关节功能。

(3)假体材料:常见的假体材料包括金属、塑料和陶瓷。医生会根据患者的需求和健康状况选择合适的材料。例如,对于年轻患者,陶瓷假体可能更适合,因为它具有较高的耐磨性和耐久性。

(4)假体固定方式:假体可以通过水泥固定或无水泥固定方式植入,医生会根据患者的骨质情况和手术需求选择合适的固定方式,目前一般采用非骨水泥固定方式。

(5)患者的健康状况:医生会考虑患者的整体健康状况,包括是否存在其他慢性疾病、手术风险以及术后康复能力等因素。

71 ‹ 手术治疗可以一劳永逸吗?

　　强直性脊柱炎手术后并不能一劳永逸,因为这种疾病是一种慢性疾病,无法被彻底治愈。手术的主要目的是减轻症状、改善功能和提高生活质量,并防止病情进一步恶化。

　　髋关节置换手术可以在一定程度上缓解因强直性脊柱炎引起的疼痛和运动受限,但并不能完全解决疾病本身问题。患者在手术后仍需要长期的康复和管理,包括物理治疗、药物治疗、定期随访,以及必要时的手术修复等。

　　强直性脊柱炎可能会引起脊柱后凸畸形,这种畸形不仅影响患者的外观,还可能导致功能障碍,如行走困难、呼吸不畅等。通过手术,可以有效改善这些症状,提高患者的生活质量,但手术并非病因治疗,患者术后仍需继续药物治疗和长期的疾病管理。

　　另外,强直性脊柱炎是一种自身免疫性疾病,可能会影响其他关节和器官,因此患者需要密切关注病情的发展,并根据医生的建议进行治疗和管理。

72 ‹ "神医"和"偏方",要不要试一试?

　　由于强直性脊柱炎目前在中、西医领域都没有根治的疗法,很多患者会寻求偏方甚至寄托于神明庇佑。对于非正规医疗机构的虚假、夸大宣传,患者应该要学会辨别,不恰当的偏方可能造成不可预知的风险。

　　首先,存在未经验证的风险,所谓的"神医"和"偏方"往往缺乏科学验证，其安全性和有效性没有经过严格的临床试验，存在未知的风险，如肝、肾功能损伤，甚至急性衰竭。一些偏方可能含有大量糖皮质激素，这类药物虽然可以暂时减轻炎症和疼痛，但长期不规范使用会导致严重的不良反应。

其次，延误治疗，采用未经证实的治疗方法会延误病情的正规治疗，导致病情恶化。

再次，会增加患者经济负担，追求"神医"和"偏方"可能会带来不必要的经济负担，尤其是当这些方法无效时。

最后，会对患者造成心理影响，对"神医"和"偏方"的过度信任会影响患者的心理状态，增加焦虑和抑郁情绪。

对于强直性脊柱炎的治疗，建议患者保持谨慎态度，选择经过科学验证和医学界认可的治疗方法，并在专业医生的指导下进行治疗。

73 〈 中医方法对治疗强直性脊柱炎有何作用？

强直性脊柱炎在中医中属于"痹证"范畴，中医认为其发病与风、寒、湿等外邪及肾虚有关。中医治疗强直性脊柱炎主要采用辨证论治原则，根据患者的具体症候来选用相应的中药方剂进行治疗。中医治疗强直性脊柱炎的主要目标是缓解疼痛、减轻炎症、改善关节功能，并且尽可能地延缓疾病的进展。以下是一些常见的中药治疗方法及其疗效探讨。

（1）温通活络类药物：这类药物主要通过温经活血、舒筋通络的作用来缓解疼痛、改善关节功能。常用的中药包括川芎、丹参、红花等。研究表明，这些药物可以有效缓解强直性脊柱炎患者的疼痛和活动障碍，但疗效因人而异。

（2）补肝肾类药物：中医认为肝肾不足是导致强直性脊柱炎的内在原因之一，因此补肝肾、滋阴补血的药物也被用于治疗。常用的中药包括枸杞、当归、黄精等。然而，这些药物的疗效尚需进一步验证，且需要长期服用疗效才能显现。

（3）调理气血类药物：中医认为气血调和是维持人体正常生理功能的基础，因此一些调理气血、活血化瘀的药物也被应用于强直性脊柱炎的治疗中。常用的中药包括当归、熟地黄、川芎等。但这类药物的具体疗效仍需更多研究来证实。

（4）清热解毒类药物：这类药物主要通过清热解毒、凉血活血的作用来缓解炎症反应，减轻关节肿胀和疼痛。常用的中药包括黄芩、黄连、板蓝根等。一些临床研究显示，这类药物可以一定程度上减轻炎症反应，但对于长期控制疾病进展的效果尚不明确。

需要强调的是，中药治疗强直性脊柱炎应当在专业医生的指导下进行，不能盲目使用或替代西医治疗。同时，患者在服用中药期间应当注意观察身体反应，及时与医生沟通调整治疗方案。综合采用中西医结合的治疗方法，可以更好地控制疾病的发展，并提高患者的生活质量。

74 熏蒸疗法可以用于治疗强直性脊柱炎吗？

熏蒸疗法是一种传统的中医疗法，通过热蒸或药物蒸气的方式作用于人体，以达到舒筋活络、缓解疼痛、促进血液循环的目的。强直性脊柱炎可以采用熏蒸疗法，并通常结合中药汤药或艾灸使用。

（1）应用

1）中药熏蒸：使用草药或中药熏蒸室，患者暴露在药物蒸气中,让药物成分通过呼吸和皮肤渗透进入体内。中药熏蒸疗法通常使用具有祛风湿、活血化瘀、疏通经络功效的中药,如苍术、生地黄、木瓜、熟地黄、牛膝、鸡血藤和姜黄等。

2)热蒸疗法:可以使用温热的蒸气或热空气作用于患者的身体,促进局部血液循环,放松肌肉,缓解疼痛和僵硬感。

(2)效果分析

1)舒筋活络:熏蒸疗法可以促进身体的气血流通,舒缓关节和肌肉的紧张,从而改善关节活动度和柔韧性。

2)缓解疼痛:草药或中药的温热成分可以刺激神经末梢,减轻炎症反应,缓解疼痛感。

3)促进血液循环:热蒸或药物蒸气可以扩张血管,增加血液流动,改善局部血液循环,有助于减轻肿胀和炎症。

4)放松肌肉:温热的蒸气可以放松紧张的肌肉,减轻肌肉痉挛和僵硬感,增加关节的活动度。

研究表明,中药熏蒸配合功能锻炼在早期强直性脊柱炎患者的康复治疗中,能够显著改善病情活动指数和功能指数,并减少晨僵时间。

尽管强直性脊柱炎熏蒸疗法在一定程度上可以缓解症状,但其效果因人而异,而且需要长期坚持才能见到明显效果。同时,患者在接受熏蒸疗法时应该注意控制温度和时间,以避免烫伤或过度刺激皮肤。熏蒸疗法仅作为辅助治疗手段,不能替代其他治疗方法,如药物治疗、康复锻炼等。

75 小针刀治疗可以应用于强直性脊柱炎吗?

小针刀治疗是一种具有中医特色的微创治疗方法,它结合了中医经络学说和现代解剖学、病理学原理,通过特制的针刀直接作用于患者病变的肌肉、筋膜和关节等部位,旨在疏通经络、活血化瘀、缓解疼痛和改善关节功能。近年来小针刀在治疗强直性脊柱炎中显示出一定的疗效和优势。

(1)缓解疼痛:小针刀可以刺激特定穴位,促进局部血液循环,缓解腰背疼痛、坐骨神经痛等症状,减轻患者的疼痛感。

(2)改善关节功能:通过小针刀治疗,可以调整脊柱的功能状态,促进脊柱等关节的灵活性和活动度,减少患者的僵硬感和运动障碍。

(3)调整免疫功能:中医认为强直性脊柱炎与体内气血运行不畅、免疫功能失调等因素有关,通过小针刀治疗可以调整体内的气血平衡和免疫功能,有助于减轻炎症反应和控制病情发展。

(4)促进康复:小针刀治疗通常结合其他中医疗法,如中药熏蒸、推拿按摩、针刺、刮痧等,可以促进患者的康复进程,加速恢复。

小针刀治疗通过物理性切割和松解,能够有效地缓解疼痛、改善关节活动度,并提高患者的生活质量。小针刀治疗应在专业医生的指导下进行,以确保治疗的安全性和有效性。

76 ＜ 有哪些新疗法?

强直性脊柱炎的治疗方法正在不断发展,一些新疗法和药物正在临床研究和开发中,为患者带来了新的希望。以下是一些值得期待的新疗法。

(1)生物制剂的优化:生物制剂,如 TNF-α 抑制剂和 IL-17 抑制剂,已经成为治疗强直性脊柱炎的重要药物。随着研究的深入,这些药物的使用可能会更加精准和有效。

（2）JAK 抑制剂：JAK 抑制剂是一类新机制药物，它们通过抑制 Janus 激酶（JAK）来控制炎症反应，目前在强直性脊柱炎治疗领域逐渐取得突破。

（3）靶向治疗：随着对强直性脊柱炎病理机制的深入了解，未来可能会发展出更精准的个体化治疗方案，包括针对特定分子靶点的治疗。

（4）干细胞疗法：正在研究中，它们有潜力修复受损的关节、调节免疫系统和减轻炎症。

（5）基因治疗：通过修复或替换导致疾病的基因，可能为强直性脊柱炎患者提供新的治疗选择。

（6）小分子药物：研发也在进行中，它们可能具有更好的穿透性和更少的不良反应。

（7）免疫调节治疗：通过调节患者的免疫系统来治疗疾病，包括使用免疫抑制剂或免疫调节剂。

（8）改进的物理疗法和康复治疗：物理疗法和康复治疗是强直性脊柱炎治疗的重要组成部分，未来可能开发出更有效的治疗方法。

（9）疾病管理的创新：包括患者教育、生活方式调整、定期监测和治疗策略优化，都可能提高治疗效果。

尽管上述新疗法显示出潜力，但它们大多仍处于研究阶段，需要更多的临床试验来验证其安全性和有效性。患者应在医生的指导下接受治疗，并密切关注医学研究的最新进展。

日常康复

77 ᐸ 强直性脊柱炎患者需注意哪"八好"？

强直性脊柱炎患者请牢记以下"八好"（图 14）。

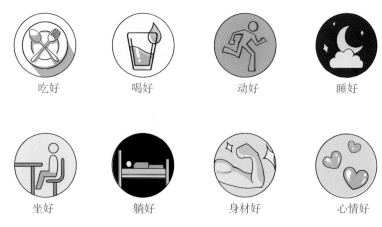

吃好	喝好	动好	睡好
坐好	躺好	身材好	心情好

图 14 "八好"请记牢

◌ 吃好

强直性脊柱炎患者在饮食方面可以采取一些策略，以帮助管理疾病和减轻症状。虽然饮食对于直接治疗强直性脊柱炎并没有特定的疗效，但一些健康的饮食习惯可以提供营养支持，维持整体健康。

（1）均衡饮食：确保饮食均衡，包括五大类食物，即蛋白质、水果、蔬菜、全谷类和健康脂肪。多样化的食物组合可以提供各种营养素，帮助维持免疫系统和整体健康。

（2）抗炎食物：一些食物具有抗炎作用，有助于减轻疼痛和炎症症状。包括鱼类（如鳕鱼、鲭鱼）、坚果和种子（如亚麻籽、核桃）、橄榄油、新鲜水果和蔬菜等。

（3）钙和维生素 D：强直性脊柱炎患者可能存在关节破坏和骨质疏松的风险，适当的钙和维生素 D 摄入对于促进骨骼健康至关重要。可以通过食物摄入或补充剂来获得足够的钙和维生素 D。

（4）限制炎症触发食物：有些食物可能诱发炎症反应，导致症状加重。这些触发性食物因人而异，但通常包括加工食物、饱和脂肪、糖和精制谷物。可以尝试减少这些食物的摄入，以观察是否对症状有所改善。在发病期间，应避免辛辣食物，因为这些食物可能刺激器官，造成水肿现象。

（5）增加新鲜水果和蔬菜的摄入：水果和蔬菜富含营养物质，可以提供抗氧化剂和纤维素，帮助维持免疫功能和整体健康。建议将新鲜水果和蔬菜作为主食的一部分，并尽量选择各种颜色的水果和蔬菜，以确保获得多种营养。

与医生或营养师进行沟通，他们可以根据患者的具体情况和需求，提供个性化的饮食建议，并帮助患者制订适合的营养计划。

喝好

（1）关于饮酒：对于强直性脊柱炎患者是否可以饮酒，建议在医生的指导下作出决定。喝酒可能对患者的健康和症状有不同的影响，因此个体差异很大。以下是一些一般性的观点，但并不适用于所有患者。

1）引起炎症反应：使疼痛和症状加重。酒精会产生炎症介质，并对免疫系统产生抑制作用。

2）对药物治疗产生相互作用：如非甾体消炎药、生物制剂等，酒精与这些药物同时摄入时可能增加胃部和肝脏的不良反应。

3）影响睡眠质量：可能导致疲劳感增加，这对强直性脊柱炎患者的影响不容忽视。

（2）健康饮品：强直性脊柱炎患者可以适当饮用以下饮品来帮助保持健康。

1）白开水：随时饮用，保证每天充足的水分摄入。一般来说，每天至少饮用1500～2000毫升白开水，可以促进新陈代谢，帮助身体排出毒素，减轻炎症反应。同时，充足的水分也有助于保持关节的润滑，缓解关节疼痛。

2）绿茶：可在白天适量饮用，避免在晚上饮用以免影响睡眠。绿茶中含有茶多酚等抗氧化物质，具有一定的抗炎、抗氧化作用，可能对强直性脊柱炎患者有一定益处。但要注意不要喝浓茶，以免刺激肠胃。

3）牛奶：可以在早餐或晚上睡前饮用。牛奶富含蛋白质、钙等营养物质，有助于增强体质，维持骨骼健康。对于强直性脊柱炎患者来说，补充足够的钙可以预防骨质疏松等并发症。

此外，避免过量饮用咖啡及碳酸类饮料，这些饮品可能会影响骨质的保持。

🌑 动好

强直性脊柱炎患者可以进行适当的运动，但在选择运动类型和强度时需要谨慎。特定的运动可以帮助保持关节柔韧性、增强肌肉力量、改善姿势，并且有助于减轻疼痛和提高生活质量。

以下是一些适合强直性脊柱炎患者的运动建议。

（1）伸展运动：包括瑜伽、普拉提、体态训练等，这些运动可以帮助维持关节的柔韧性，并且有助于改善姿势和减轻疼痛。

（2）有氧运动：如快走、游泳、骑行（控制速度和时间）等有氧运动，有助于提高心肺功能、增强身体耐力。

（3）肌肉锻炼：通过抗阻训练来增强肌肉力量，尤其是躯干和背部肌肉的锻炼,有助于支撑脊柱,改善姿势。

需要特别注意的是,强直性脊柱炎患者在进行运动时需要根据自身情况选择适合的运动方式和强度,并避免过度的压力和冲击,以免损伤关节和脊柱。此外,在开始新的运动计划之前,建议咨询医生或康复治疗师,以制定适合个人情况的运动方案。

🍃 睡好

睡眠有助于强直性脊柱炎患者的慢病管理,良好的睡眠可以帮助缓解疼痛和炎症,促进身体恢复,提高生活质量。足够的休息也可以增强免疫系统的功能,帮助身体对抗疾病。同时,规律的睡眠模式有助于调节身体的生物钟,改善患者的情绪和精神状态。强直性脊柱炎患者可以尝试以下方法来帮助睡个好觉。

(1)维持良好的睡眠习惯:尽量每天固定相同的睡眠时间和起床时间,建立规律的作息习惯。

(2)舒适的睡眠环境:确保睡眠环境舒适。保持房间安静、温度适宜、黑暗,并选择合适的床垫和枕头。

(3)放松身心:在睡前进行放松活动,如冥想、深呼吸、温水浴或阅读轻松的书籍,有助于缓解紧张和焦虑,促进入睡。

(4)规律运动:适度的规律运动对于改善睡眠质量非常有益。选择适合自己的轻度运动,如散步、瑜伽或游泳,并避免在睡前进行剧烈运动。

(5)控制疼痛和炎症:遵循医生的治疗方案,有效控制强直性脊柱炎的疼痛和炎症,有助于提高睡眠质量。

(6)避免咖啡因和刺激性食物:尽量避免在睡前摄入咖啡因和刺激性食物,如咖啡、浓茶、巧克力等,以免影响睡眠。

(7)寻求医生建议:如果无法解决睡眠问题,建议咨询医生。医生可能会提供个性化的建议和治疗方案。

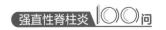

🍃 坐好

强直性脊柱炎患者应选择正确的坐姿,因为不正确的坐姿会增加脊柱和关节的压力,导致更多的疼痛和不适。除此之外,还有其他一些建议。

(1)使用正确的坐姿:保持直立,尽量避免低头和驼背的姿势,以减少脊柱和颈部的压力。合理使用靠背,选择椅子或座位时尽量选择有良好支撑的靠背椅子,确保背部得到足够支撑,减少脊柱的压力。

(2)调整座椅高度:在办公桌上工作时,调整座椅高度,使得双脚可以平稳地放在地面上或脚踏板上。这有助于保持腰椎的自然曲度,减少脊柱和髋关节的不适。

(3)换坐姿:长时间静坐不动容易加重脊柱和关节的压力,建议每隔一段时间(30分钟)就起身活动一下,做一些简单的伸展运动,缓解身体僵硬。

(4)使用辅助工具:可以使用坐垫来提供额外的支撑和增加舒适度,尤其是对于有坐骨神经痛的患者而言,坐垫可以起到缓解压力的作用。

(5)避免长时间侧坐:尽量平衡腰背和臀部两侧的压力,减少单侧受力过大的问题。

(6)寻求专业建议:对于特定的坐姿指导和辅助工具的选择,建议患者向医生或康复治疗师寻求专业建议。

🍃 躺好

强直性脊柱炎患者在睡觉或者躺下休息时,需特别注意保持脊柱的自然曲度,以减少疼痛和不适。

(1)选择合适的床垫:最好是中等硬度和合适的高度。对于强直性脊柱炎患者来说,床垫应该提供足够的支撑力,同时又能适应身体曲线。

（2）调整睡眠姿势：睡觉时,重新调整好脊柱的自然曲度很重要。

1）仰卧姿势：在平躺时,可以在头部下方放一个小枕头,以支撑颈部的自然曲度。如果感觉腰部不适,可以在膝盖下方放置一个枕头,以保持脊柱的正常曲度。

2）侧卧姿势：侧卧是许多人喜欢的睡眠姿势。选择一侧时,将一条腿伸直,另一条腿弯曲,可以在膝盖下方放置一个枕头,以保持脊柱的正常曲度。此外,可以放置一个枕头或抱枕来支撑头部,以保持颈部的自然曲度。

（3）使用枕头提供额外的支撑：根据需要,在颈部、腰部或膝盖下方使用枕头或抱枕,以提供额外的支撑和缓解压力。

每个人对"躺"的需求和舒适度有所不同,建议与医生或康复治疗师讨论,根据个人情况和症状,获取更具体和个性化的建议,以确定最佳的躺/睡觉的姿势,从而减轻症状并提高睡眠质量。

🍃 身材好(体重管理)

体重管理在很多慢性疾病的治疗中都有着重要作用。过度肥胖对强直性脊柱炎患者的影响是多方面的,主要包括以下几点。

（1）增加关节负担：肥胖会增加脊柱和关节的负担,加剧疼痛和僵硬,可能导致病情恶化。

（2）影响活动能力：肥胖可能限制患者的活动能力,减少日常活动量。强直性脊柱炎患者需要适量运动以维持关节活动性和身体健康。

（3）病情恶化：肥胖可能导致病情加重,增加关节炎症和身体其他部位的炎症反应,从而影响治疗效果。

（4）并发症风险增加：肥胖可能增加患者发生其他健康问题的风险，如心血管疾病、糖尿病等。这些疾病与强直性脊柱炎共同作用，影响患者的整体健康。

（5）治疗挑战：肥胖可能使强直性脊柱炎的治疗变得更加复杂，因为体重管理是治疗计划的一部分，而且过重的体重可能影响药物的疗效和加重不良反应。

（6）手术风险增加：如果强直性脊柱炎患者需要手术治疗，肥胖会增加手术风险和术后并发症的可能性。

因此，对于强直性脊柱炎患者来说，通过合理饮食、适度体育锻炼来维持健康的体重是疾病管理的重要组成部分。

🍃 心情好（情绪管理）

积极的心态及良好的情绪对强直性脊柱炎患者有很大影响。情绪可以影响身体和疼痛感觉。以下是情绪对强直性脊柱炎患者的可能影响。

（1）影响疼痛感知：心情变化可能会影响对疼痛的感知和程度。情绪低落、焦虑和压力会导致疼痛感觉增加，而积极的心情和良好的情绪状态可能会缓解疼痛。

（2）影响应对能力：情绪会影响应对能力和面对疾病的态度。积极的心态和良好的心理状态可以帮助患者更好地应对病痛和面对困境，提高生活质量。

（3）影响休息和睡眠：情绪不稳定或心情差可能导致睡眠问题。充足的休息和睡眠可以帮助舒缓肌肉紧张和疼痛，增强机体免疫力和恢复能力。

因此，对于强直性脊柱炎患者来说，保持良好的心情和积极的情绪状态非常重要。建议患者采取以下方法来维持良好的心情：①与亲友分享感受和困扰，或加入支持团体，以获得理解和支持；

②考虑寻求专业心理咨询或心理治疗,学会应对压力和负面情绪,提高心理素质;③培养积极的心态和乐观的态度,尽量寻找生活中美好的事物;④学会有效管理压力,如采取放松技巧、呼吸练习和冥想等;⑤保持规律的作息时间、健康的饮食和适度的运动,有助于促进心情的稳定。

78 ‹ 强直性脊柱炎患者可以抽烟吗?

强烈建议强直性脊柱炎患者避免吸烟。吸烟对健康的负面影响已经广为人知,而对于强直性脊柱炎患者而言,吸烟可能会加重病情,并增加一些并发症。

(1)加重炎症:吸烟会导致体内炎症程度增加,而强直性脊柱炎是一种免疫介导的慢性炎症性疾病,吸烟会加剧身体的炎症反应,导致病情恶化。

(2)加速关节损伤:强直性脊柱炎患者存在关节损伤和骨质疏松的风险。吸烟会影响骨骼健康,导致骨质疏松,并加速关节破坏的进程。

(3)干扰药物治疗:吸烟可能与强直性脊柱炎的药物治疗相互作用。某些药物在吸烟患者体内的效果降低或有相互作用,从而影响疾病的管理和控制。

(4)容易引发其他并发症:吸烟会导致心血管疾病、呼吸系统疾病和癌症等健康问题,而这些健康问题可能会与强直性脊柱炎并发或相互作用。

因此,强烈建议强直性脊柱炎患者尽量避免吸烟,以及减少二手烟的吸入,以减缓疾病的进展和并发症的风险。戒烟对改善整体健康和控制疾病是非常重要的。

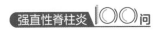

79 ⟨ 强直性脊柱炎患者如何工作？

　　强直性脊柱炎患者通常可以继续从事正常工作，但需考虑疾病对个体的影响程度以及工作的性质。强直性脊柱炎的症状和影响对不同的人可能有所不同。一些患者有疼痛、僵硬、疲劳和功能障碍，这些症状会影响他们的工作能力和生活质量。其他人可能只有轻微的症状或可控制的疼痛，对其工作影响较小。

　　以下一些因素需要考虑。

　　首先，是工作的选择。工作的性质和要求会影响患者是否能够继续从事该工作。轻度症状不会对工作造成太大的困扰，但需要重复弯腰、长时间站立或其他体力劳动的工作可能会更有挑战性。不建议骶髂关节受累的患者从事以骶髂关节扭动为主的工作，如体操、舞蹈等。脊柱受累的患者应避免需要久坐的工作，如出租车司机或长时间使用电脑的工作。另外，剧烈的体力劳动、长期熬夜加班可能加剧病情发展。

　　其次，对疾病的控制。疾病控制和治疗的效果对患者的工作能力至关重要。通过合理的治疗方案，包括药物管理、物理治疗、康复计划等，可以减轻症状和提高生活质量，从而更好地应对工作要求。

　　再次，工作环境。有时对工作环境进行一些调整和适应性改变可以帮助强直性脊柱炎患者更好地应对工作。例如，提供符合人体工程学的工作场所设置、调整工作时间和休息间隔，使用辅助设备或辅助工具等。

　　最后，心理和情绪支持。强直性脊柱炎可能会对患者的心理和情绪状态产生影响，如果工作压力大、强度大，可考虑更换工作或寻求心理和情绪上的支持。这有助于提高患者应对疾病挑战的能力,维持积极的情绪和心态。选择最适合个体情况的工作安排和采取适应性措施,以保持健康和工作生活的平衡。

80 ‹ 如何消除工作中的疲劳感?

强直性脊柱炎患者常面临疲劳的挑战,这可能与疾病本身、持续性疼痛、睡眠障碍、精神压力以及药物治疗等多种因素有关。以下是一些可以帮助强直性脊柱炎患者消除疲劳的建议。

确保每天有足够的休息和良好的睡眠是非常重要的。规律的作息时间、舒适的睡眠环境、避免过度疲劳和长时间的体力活动,都能对提高睡眠质量有所帮助。

适度的运动能够改善患者的体能和心理状态,减轻疲劳感。选择温和的运动方式,如游泳、瑜伽、散步等,可以帮助放松身心,并提高心肺功能和肌肉力量。

饮食对于消除疲劳和提高体能也有很大的影响。确保摄入各类营养物质,包括蛋白质、维生素和矿物质,有助于维持身体的能量和免疫系统的正常运转。

心理压力和情绪困扰也是导致疲劳感的因素之一。寻求心理咨询或支持,通过谈话、心理治疗等方式来减轻焦虑、紧张和负面情绪,对于改善疲劳感是非常有帮助的。

调整工作节奏和生活方式,对工作和日常生活安排做适当的调整,合理安排工作和休息时间,避免过度劳累,有助于减轻疲劳感。

除了以上建议外,患者还应该密切关注随时变化的症状,并和医生交流,寻求专业建议。通过综合的治疗方案和自我管理技巧,有助于管理强直性脊柱炎引起的疲劳,提高生活质量。

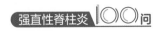

81 强直性脊柱炎女性患者考虑生育时要注意哪些问题？

虽然女性患强直性脊柱炎的比例稍低，但是女性患者不得不面对怀孕、生育等严峻的考验。在考虑生育问题时，女性患者应该关注以下几点。

（1）生育能力：大多数强直性脊柱炎患者的生育能力并不会受到疾病本身的影响，但生育能力可能受诸如疾病活动性、慢性疲劳、疼痛，以及性欲或性功能降低的心理因素等影响。

（2）药物影响：某些用于治疗强直性脊柱炎的药物，尤其是一些非甾体抗炎药和某些生物制剂，可能会对怀孕和胎儿发育产生影响。在计划怀孕前讨论药物管理方案非常重要，可能需要停药或更换药物。

（3）怀孕期间对疾病的影响：怀孕可能影响强直性脊柱炎的症状表现。一些女性患者报告怀孕期间疼痛和僵硬症状减轻，但也有人表示症状没有改变或有所加重。此外，子宫的增大会对脊柱和骨盆的负荷产生额外影响。

（4）分娩方式的选择：如果强直性脊柱炎导致了骨盆关节的融合或显著僵硬，会影响分娩方式的选择。在这种情况下，自然分娩会比较困难，需要与产科医生讨论适合的计划，包括剖宫产等。

（5）预知遗传风险：强直性脊柱炎有一定的遗传倾向，这意味着患有此病的父母可能会将相关基因遗传给子女。但这并不意味着孩子一定会患病，许多环境和遗传因素共同作用决定个体是否会发展为强直性脊柱炎。因此，需要提前做好心理准备。

82 〈 强直性脊柱炎女性患者如何进行生育规划？

计划怀孕之前，强直性脊柱炎女性患者应该进行详细的治疗规划，最好与医生进行咨询，讨论药物治疗和怀孕的相关事项。有些药物可能对怀孕和胎儿有影响，医生可以根据患者情况调整治疗方案。

怀孕期间定期随访，以确保母亲和胎儿的健康状况。医生可能会建议增加一些额外的检查，如血液检查或超声检查。

怀孕期间应避免或尽量减少使用可能对胎儿有害的药物。如果需要药物治疗，一定要在医生的指导下进行，并严格按照医嘱用药。

患者需更加关注自己的身体状况，应得到风湿病专家、产科医生和其他相关专业人员的指导和协助。这样做可以帮助确保母亲和胎儿的健康，并最大限度地减少强直性脊柱炎对生育的影响。

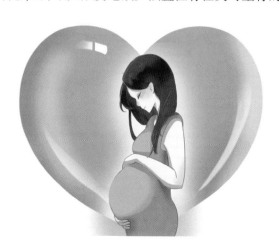

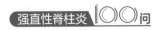

83 强直性脊柱炎男性患者考虑
生育时要注意哪些问题？

强直性脊柱炎男性患者往往在生育高峰年龄发病，因此能不能生育、如何安全生育是他们很关心的问题。在考虑生育时需注意以下几点。

（1）医疗咨询：在计划怀孕之前，建议强直性脊柱炎男性患者与医生进行咨询，了解自身健康状况以及疾病对生育可能的影响。

（2）遗传风险：强直性脊柱炎具有遗传倾向，因此患者应当了解相关的遗传风险，并建议进行遗传咨询。

（3）药物管理：药物治疗需要得到医生的监控和指导，有些药物可能会影响精子的质量或生育能力。

（4）辅助生殖技术：如果患者存在生育上的障碍，可以考虑辅助生殖技术，如精子冷冻保存和人工授精等。

84 强直性脊柱炎患者可以接种疫苗吗？

秋冬季流感频发，强直性脊柱炎患者在接种疫苗时应考虑以下几点。

接种之前咨询医生。医生可以根据患者的病史、当前的治疗方案以及个人情况，提供最合适的建议和指导。

选择合适的接种时机。通常情况下，最好在强直性脊柱炎症状处于相对缓解状态下，也就是红细胞沉降率、C 反应蛋白等指标稳定时接种疫苗，以减少接种后可能出现的不适症状。

提前了解疫苗类型。不同的疫苗有不同的安全性和效果。一些常见的疫苗，如流感疫苗和肺炎疫苗，通常是安全的，但仍然应在医生的建议下接种。

接种疫苗后，强直性脊柱炎患者应留意是否出现了不适症状，如发热、关节疼痛或疲劳等。如果出现异常反应，应及时告知医生。

接种后持续监测。在接种疫苗后，强直性脊柱炎患者应定期向医生汇报自己的健康状况，并根据医生的建议进行必要的监测和处理。

总的来说，接种疫苗对于强直性脊柱炎患者来说是安全的，但需要在医生的指导下进行，并根据个人情况做出相应的决定。

85 ‹ 强直性脊柱炎患者可以熬夜吗？

强直性脊柱炎患者最好避免熬夜，熬夜会对患者的健康产生负面影响，尤其是合并有慢性疾病的人群。

首先，熬夜会破坏患者的正常作息规律，导致睡眠质量下降。良好的睡眠对于维持免疫系统功能、缓解炎症和恢复健康非常重要，而长期睡眠不足可能会加重患者的症状。

其次，熬夜会增加疲劳感和症状，导致患者感到更加疲劳，可能会加重关节疼痛和肌肉疲劳感。

最后，长期熬夜会影响患者的情绪状态和应对能力，加重焦虑和压力，从而影响身体的炎症反应，使病情恶化。

因此，强直性脊柱炎患者最好保持规律的作息时间，避免熬夜。充足的睡眠、良好的睡眠质量和合理的作息规律对于控制疾病症状和促进康复非常重要。

86 ‹ 怎样增加胸廓活动度？

强直性脊柱炎患者通常面临胸廓活动度受限的挑战,这可能会影响他们的呼吸功能。为了增加胸廓活动度和改善呼吸功能,患者可以尝试深呼吸训练,有助于扩展胸廓和肺部,增加呼/吸气量。例如,每天进行几次深呼吸练习,慢慢地吸气和呼气,保持舒适的节奏。

(1)坐姿练习:坐在舒适的椅子上,保持挺胸姿势,双脚平放在地面上。轻松地放松肩膀和颈部。慢慢地吸气,让空气充满肺部,然后慢慢地呼气。可以尝试用手轻轻地按压胸部,以帮助感受到呼吸的节奏和深度。

(2)躺姿练习:躺在舒适的床上或地板上,双腿伸直或稍微弯曲。放松全身,将一只手放在胸部,另一只手放在腹部。慢慢地吸气,让腹部和胸部都扩张,然后慢慢地呼气。尽量放松并保持呼吸的节奏。

(3)使用呼吸工具:有些强直性脊柱炎患者可能会受益于使用呼吸训练器或其他呼吸辅助工具,这些工具可以帮助调节呼吸节奏和深度,并提供反馈来指导练习。

(4)渐进式练习:开始时不要强迫自己进行过深或过快的呼吸,可以从轻柔的呼吸练习开始,逐渐增加练习的时长和深度。

患者应该根据自己的身体状况和舒适度来调整呼吸练习的强度和频率,并在练习过程中注意身体的信号。如有任何不适或疼痛,应立即停止练习并咨询医生或物理治疗师。

87 〈 怎样改善驼背问题？

强直性脊柱炎患者可以通过一些锻炼来延缓驼背，并保持脊柱的灵活性。以下是一些适合强直性脊柱炎患者的训练动作，这些动作旨在增强背部、核心和肩部肌肉力量，同时保持脊柱的灵活性。进行这些动作时，请确保循序渐进，并在感到疼痛或不适时停止。

（1）猫伸展／牛伸展：开始时，跪在垫子上，双手和双膝着地，形成"桌子样"姿势；呼气时，低头，拱起背部，这是猫伸展（图 15）；吸气时，抬起头，降低背部，形成弧形，这是牛伸展（图 16）。交替进行这两个动作，保持平稳的呼吸。重复数次。

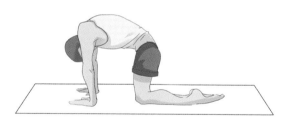

图 15 猫伸展

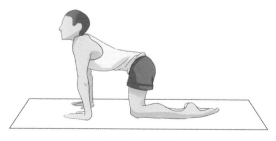

图 16 牛伸展

（2）胸部扩展：坐或站直，双手交叉在背后；吸气时，抬起胸部，向后拉肩胛骨（图17）。保持几秒钟，然后呼气，放松肩胛骨。重复数次。

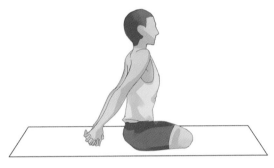

图17 胸部扩展

（3）坐姿转体：坐在椅子上，双脚平放在地面上；轻轻转动上半身，向一侧转动腰部，同时保持双肩放松；保持几秒钟，然后转回原位；转向另一侧重复此动作。

（4）桥式动作：仰卧位，双膝弯曲，双脚平放；收紧腹部肌肉，缓慢抬起臀部，直到背部与大腿形成一条直线（图18）。保持几秒钟，然后缓慢放下臀部。重复数次。

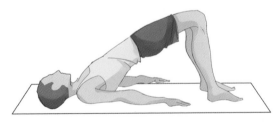

图18 桥式动作

（5）俯卧后伸：俯卧位，双手放在身体两侧；收紧背部肌肉，抬起头和胸部,保持腰部稳定(图 19)。保持几秒钟,然后放松。重复数次。

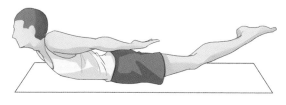

图 19　俯卧后伸

88 怎样增加髋关节活动度?

强直性脊柱炎患者需增加髋关节活动度,以下是一些训练动作可以帮助实现这一目标。

(1)仰卧位髋关节屈伸:仰卧位,双膝弯曲,双脚放在地板上;缓慢地将一侧膝盖抬向胸部,直到感到轻微的拉伸感(图 20)。保持这个姿势几秒钟,然后慢慢放下膝盖;双腿交替进行。重复数次。

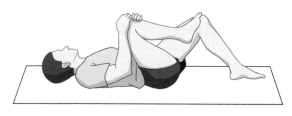

图 20　仰卧位髋关节屈伸

(2)仰卧位腿部外展:仰卧位,双膝弯曲,双脚并拢放在地板上;缓慢地将双腿向两侧分开,直到感到轻微的拉伸感(图 21)。保持这个姿势几秒钟,然后缓慢将双腿合拢。重复数次。

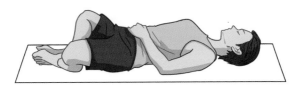

图 21　仰卧位腿部外展

（3）仰卧位腿部内收：仰卧位，双膝弯曲，双脚放在地板上；缓慢地将双腿靠拢，直到双膝相互接触（图 22）。保持这个姿势几秒钟，然后缓慢地将双腿分开。重复数次。

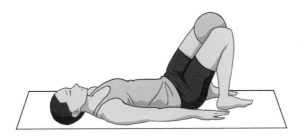

图 22　仰卧位腿部内收

（4）仰卧位髋关节旋转：仰卧位，双膝弯曲，双脚放在地板上；缓慢地将双膝向一侧旋转，直到感到轻微的拉伸感（图 23）。保持这个姿势几秒钟，然后慢慢将双膝转向另一侧；交替进行。重复数次。

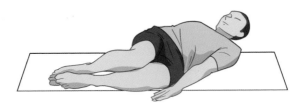

图 23　仰卧位髋关节旋转

这些动作有助于增加髋关节的活动度，减少僵硬感，并有助于保持关节的灵活性。务必在进行任何新锻炼之前与医生或物理治疗师进行咨询，并在锻炼过程中注意身体的信号，避免过度用力或引发疼痛。

89 怎样活动可以改善晨僵？

强直性脊柱炎患者可以尝试以下几种方式来缓解晨僵。

（1）晨起伸展：在床上进行一些轻柔的伸展动作，保持仰卧位，双臂伸过头，向手指和脚趾两个方向进行伸展，直至感到满意后放松。

（2）晨起深呼吸：进行深呼吸及扩胸运动，有助于减轻晨僵的感觉。

（3）晨起活动：进行一些轻柔的早晨活动，如缓慢走动、温和的瑜伽动作等，有助于促进血液循环，缓解晨僵感。

（4）温水浴或热敷：在早晨使用温水浴或者热水袋热敷患处，有助于缓解晨僵。

90 怎样通过运动缓解疲劳？

强直性脊柱炎患者可以通过一些特定的动作来缓解疲劳感，但需要注意选择合适的运动和动作，避免加重疼痛或引发其他不适。

（1）柔和的伸展：轻柔的伸展动作可以舒缓紧张的肌肉，缓解疲劳感。例如，进行颈部、肩部、背部和臀部的轻柔伸展。

（2）呼吸练习：深呼吸和放松练习有助于放松身心，减轻紧张和疲劳感。可以尝试深呼吸、腹式呼吸或冥想练习。

（3）水中运动：对关节的冲击较小，适合强直性脊柱炎患者。尝试在水中进行轻柔的游泳、走路或伸展动作。

（4）瑜伽：选择适合自己症状的瑜伽动作，如缓慢而柔和的瑜伽，有助于增强肌肉灵活性、平衡感，并放松身心。

（5）适度的有氧运动：如散步或骑自行车，可以增强心肺功能，提高体力和耐力，有助于减轻疲劳感。

91 怎样缓解腰痛？

腰痛是贯穿强直性脊柱炎患者疾病始终的症状，如何锻炼才能缓解腰痛是老生常谈的话题，以下是适合强直性脊柱炎患者缓解腰痛的训练动作。

（1）腹部肌肉加强

1）仰卧起坐：仰卧位，双膝弯曲，双手交叉放在胸前或头部后方，然后慢慢抬起上身，再缓慢下降。

2）平板支撑：俯卧位，用手肘和脚尖支撑身体，保持身体成一条直线，保持这个姿势一段时间。

（2）腰部伸展

1）腰部弯曲伸展：站立或坐下，慢慢向后弯曲腰部，同时尽量向上伸展上半身，感受腰部的拉伸。

2）腰部扭转伸展：坐在椅子上，扭转腰部，将一个手臂放在对侧膝盖上，另一只手臂放在椅子背部，保持这个姿势并感受腰部的拉伸。

（3）核心稳定训练

1）桥式：仰卧位，双脚与臀部保持与地面平行，然后用臀部力量将臀部抬起，使身体形成一条直线，保持这个姿势一段时间。

2）侧支撑：侧卧位，用手肘和脚踝支撑身体，确保身体成一条直线，保持这个姿势一段时间。

（4）温和的有氧运动

1）散步：每天进行适量的散步，有助于改善血液循环和减轻腰部疼痛。

2）水中运动：在水中进行轻柔的游泳或水中走路，有助于减轻腰部压力。

这些训练动作可以帮助加强核心肌群、增强腹部肌肉、放松腰部肌肉，从而缓解腰痛。务必在进行任何新的训练前咨询医生或理疗师。

92 ‹ 怎样缓解情绪问题及获得社会支持？

强直性脊柱炎患者在面对长期的身体疼痛和功能障碍时，很容易出现情绪问题和社交障碍，因此心理康复变得尤为重要。以下是一些有助于强直性脊柱炎患者情绪调节和获取社会支持的方法。

（1）自我情绪调节

1）自我接纳：接受自己的身体状况，认识到情绪波动是正常的反应。

2）积极心态：保持积极乐观的态度，对治疗和生活充满希望。

3）放松技巧：学习深呼吸、冥想、渐进性肌肉放松等放松技巧，以减轻紧张和焦虑。

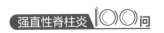

（2）获取社会支持

1）家庭支持：家人的理解和支持对患者的情绪有积极影响，家庭成员应给予患者情感上的关怀和生活上的帮助。

2）同伴支持：参与患者支持小组，与其他强直性脊柱炎患者交流经验，获得共鸣和理解。

3）专业咨询：心理咨询师或社会工作者可以提供专业的心理支持和建议。

（3）教育和信息获取

1）疾病知识：了解强直性脊柱炎的病情、治疗方法和自我管理技巧，减少未知带来的恐惧。

2）资源利用：利用医疗资源，参加相关的教育课程和研讨会，提高自我管理能力。

（4）生活方式调整

1）健康生活习惯：保持规律的作息、均衡饮食、适量运动，避免烟酒等。

2）有意义的活动：积极参与工作、投入兴趣爱好和参与社交活动，能够保持社会联系和增强生活的意义。

（5）药物治疗：在医生的指导下，适当使用抗抑郁药物帮助调节情绪。

通过上述方法，强直性脊柱炎患者可以更好地进行情绪调节，获得必要的社会支持，从而改善生活质量。重要的是，患者应主动寻求帮助，与医疗团队和家人保持良好的沟通，共同面对疾病带来的挑战。

病友心声

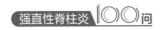
93 作为做过髋关节置换术的患者,我经历了什么?

我是一名 45 岁的普通上班族。十几年前我就开始感到背部和髋部的疼痛,起初并未引起我的重视。然而,随着时间的推移,疼痛越来越严重,逐渐影响了我的日常生活和工作。经过一系列的检查和医学评估,我被诊断患有强直性脊柱炎。医生告诉我,这是一种慢性炎症性疾病,会导致脊柱和髋关节的僵硬和疼痛。面对这一诊断,我感到十分沮丧和恐惧,但我决心不让疾病击倒。

我开始接受药物治疗和物理康复,希望能够减轻疼痛并延缓病情进展。然而,随着时间的推移,我的脊柱和髋关节症状逐渐加重,严重影响了我的生活质量。

起初,当医生建议进行髋关节置换术时,我感到非常恐惧和不安,担心手术的风险,害怕术后的疼痛和恢复过程,更怕手术失败会彻底失去行走的能力。我的内心充满了抵触和拒绝,每次医生提起手术,我总是摇头拒绝。

然而,随着病情的加重,髋关节疼痛持续时间变得更长,生活受到了极大的影响。我开始意识到,如果不采取有效措施,我的生活将会越来越受限。在家人的鼓励下,我开始尝试了解髋关节置换术的相关信息,参加各个医院举办的患者教育讲座,了解手术的原理和术后的康复过程。

在一次讲座中,我遇到了几位同样经历过髋关节置换术的强直性脊柱炎病友。他们分享了自己的手术经历和术后的康复过程,讲述了手术给他们带来的生活质量的提高。这些真实的故事让我受到鼓舞,开始重新考虑手术治疗的可能性。

为了更全面地了解手术,我还咨询了多位专家,并查阅了大量的医学资料。我逐渐认识到,随着医学技术的进步,髋关节置换术已经变得相对安全和成熟。手术可以有效缓解疼痛,改善关节功能,提高生活质量。

经过一段时间的深思熟虑,我最终决定接受髋关节置换术。手术前,我与医生进行了详细的沟通,了解手术的每一个细节和术后的注意事项。在医生的耐心解释和鼓励下,我的恐惧和担忧逐渐减轻。

手术当天,我带着一丝紧张和期待进入了手术室。手术非常成功,术后的恢复过程虽然艰难,但我在家人和医生的精心照料下,逐渐适应了新关节。几周后,我已经可以自如地行走,疼痛得到了极大的缓解,现在已经完全适应了新的关节。

经历了从拒绝手术到接受手术的过程,我非常庆幸自己做出了正确的决定。也感激家人的支持、医生的专业指导,以及那些给予我勇气和信心的病友们。现在,我的生活重新充满了活力,可以自由地行走,享受生活的乐趣。我知道,尽管强直性脊柱炎是一种长期的挑战,但我已经掌握了应对的方法,未来的生活仍然充满希望。

94 哪些日常生活小技巧对我有帮助?

我是一名有 15 年病龄的强直性脊柱炎患者,也算是老"强友"了。我想和大家分享一些我日常生活中的小技巧,有些是我每天都在做的,希望对同路的你有所帮助。

第一点:我每天坚持晨练。每天早晨,我会做一些拉伸运动,如脖子的前后伸展和侧弯,以及背部的扭转,这有助于唤醒我的身体,减轻晨僵。

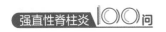

第二点：保持正确的姿势。我尽量避免长时间坐着，但如果需要久坐，我会坐直并保持背部得到良好支撑，这有助于减少脊柱的压力。有时候，我会选择站立工作，这有助于我保持脊柱的自然曲线，减轻僵硬。我使用硬板床和低枕头，有时还会在膝盖下放一个枕头，以保持脊椎呈一条直线。

第三点：不定时活动。无论是工作还是在家，我尽量每隔 1 小时就走动一下，哪怕是去倒杯水、上个洗手间，顺便做些简单的拉伸。避免做过重的器械运动，可能会造成不必要的损伤。

第四点：热敷。晚上我喜欢用热毛巾或者暖宝宝敷在疼痛的关节上，这有助于缓解一天的疲劳和疼痛。

第五点：戒烟。我知道这很难，但想想戒烟对整体健康和疾病控制都非常有好处，再难也能做到。

第六点：均衡饮食。我尽量吃富含 Omega-3 的食物，如深海鱼和亚麻籽，同时增加蔬菜和水果的摄入，减少吃红肉和加工食品。

第七点：记录。我会不定期记录自己的症状变化，这有助于我和医生一起跟踪我的病情。

每个人的情况都不同，所以我希望我的这些小技巧能给你一些启发。记住，保持积极的态度和与医生的良好沟通是管理这个疾病的关键。

95 ‹ 如何与疾病和解？

当医生告诉我要我写一篇关于我与强直性脊柱炎一路前行的心路历程文章时，我思考了好久才接受。大概是我开朗的外在表现让医生觉得我是一个非常积极乐观的人吧。其实我与这个疾病共存的心理过程不算很顺利。那我接下来和大家简单分享一下我与强直性脊柱炎这个"老对手"和解的故事吧。

我在高中时被诊断为强直性脊柱炎,这个诊断结果对我来说就像是晴天霹雳。我是一个很骄傲的人,阳光开朗,也热爱运动,为什么偏偏是我得了这种病?从此,疼痛和僵硬开始成为我日常生活的一部分。我感到愤怒和无助。我开始回避朋友和家人,害怕成为他们的负担,我甚至开始回避社交活动,害怕别人看到我痛苦的样子。

随着时间的推移,我逐渐意识到,我不能让我的生活完全被这个疾病所控制。我开始尝试接受现实,并寻找与疾病共存的方法。首先,我决定改变我的心态,不再把它看作是敌人,而是作为一种生活状态。我开始阅读有关强直性脊柱炎的书籍和文章,了解这个疾病,知道它不是绝症,而是可以通过适当的管理和治疗来控制的。

我学会了倾听我的身体,当它告诉我需要休息时,我就放慢脚步;当它准备好了,我就继续前进。我开始了规律的物理治疗,每天坚持做一些温和的拉伸运动,这帮助我保持了关节的灵活性。我也开始尝试冥想和深呼吸练习,这些都帮助我放松身心,减轻压力。

最让我感到幸运的是,我找到了一起努力的强友们,仿佛大海上的一叶扁舟找到了港湾,这并不是家人们给予的关心不够,而是只有真正体会过这个疾病的人才能有心灵上的共鸣。我还加入了一个强直性脊柱炎患者支持小组,和其他人分享经验,互相鼓励。我发现,当我不再是一个人在战斗时,我变得更加坚强了。我也开始更加开放地和家人、朋友讨论我的病情,他们的理解和支持给了我巨大的力量。

现在,我已经能够很好地管理我的病情,虽然每天仍然会有疼

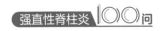

痛,但我已经学会了如何应对。我相信,只要我保持积极的态度,和医生紧密合作,我就能继续掌控我的生活。强直性脊柱炎可能会影响我的生活,但它绝不会定义我的生活。我希望我的故事能给你们带来一些启发,如果你也在和这个疾病作斗争,记住你并不孤单。我们可以一起找到和解的方法,继续过上充实而有意义的生活。

96 〈 家庭与社会的支持有多重要?

我是一名有 11 年病龄的强直性脊柱炎患者的家属。我想分享一下我们家和社会是如何共同努力,帮助我们家的这位"战士"应对强直性脊柱炎的。

一开始,当我的丈夫被诊断出患有强直性脊柱炎时,我们全家都感到非常震惊和无助,因为我从网上了解到这个疾病被称为"不死的癌症",我感觉自己的靠山塌了。看着他每天与疼痛和僵硬作斗争,我们心痛不已。

但我们很快意识到,作为家人,我们的情感支持和实际帮助对他来说至关重要。我们开始像一个团队一样工作。我们首先确保他能获得最好的医疗照顾。我们与医生保持密切沟通,确保他坚持执行治疗方案,并且定期进行必要的检查。我们还一起学习有关疾病的知识,以便更好地理解他的症状和治疗过程。

在家庭生活中,我们尽量为他创造一个舒适和便利的环境。我们调整了家中的家具布局,如安装扶手和购买适合的床垫,以减少他的日常行动不便。我们也鼓励他参与家庭活动,哪怕只是在沙发上一起看电影,这也让他感到被爱和被需要。

除了家庭的支持,我们还积极寻求社会资源的帮助。我们联系了当地的患者支持小组，让他能够与其他患者交流经验，获得情感上的慰藉。我们还参与了相关的公益讲座，增加了对疾病的认知，并且了解到了更多的社区资源。工作单位也给予了极大的支持，作为教师的他在病情需要时得到了学校的课程调整和特殊关照。

我们意识到，一个患者的力量是有限的，但家庭和社会的共同帮助可以极大地提高他的生活质量。通过我们的经历，我想告诉大家，不要害怕寻求帮助。无论是家人的细心照料，还是社会资源的充分利用，都能为强直性脊柱炎患者带来希望和力量。我们的经历证明了，爱和支持是战胜疾病的重要武器。我们将继续陪伴他，一起面对每一个挑战，因为我们知道，有爱的地方就有希望。

97 〈 如何让工作与强直性脊柱炎共存？

我是一名中学教师，同时也是一位强直性脊柱炎患者。我想和大家分享一下我是如何在这个我热爱的岗位上与我的疾病共存的。

自从我被诊断出患有强直性脊柱炎以来，我面临着许多挑战。教师的工作需要我长时间站立和坐着，这对我的病情管理是一个不小的考验。但我没有放弃，而是决定找到一种方法来适应我的新现实。

首先，我向校长和同事们公开了我的健康状况。让我非常感激的是，他们给予了我极大的支持。我们共同制定了一个适合我的工作调整方案。例如，学校允许我在课堂上使用高脚椅，这样我可以交替站立和坐着教学，减轻了对脊柱的压力。在教室的布局上,我也做了一些改变。我尽量让学生围绕我坐成半圆形,这样我可以轻松地在他们之间移动,而不是一直保持在一个位置。

我还利用课间休息时间做一些温和的伸展运动,帮助缓解肌肉僵硬。我发现,即使是简单的拉伸,也能让我在接下来的课堂上感觉更加舒适。此外,我还调整了我的教学计划,尽量减少需要长时间书写和阅读的任务。我使用多媒体教学工具,这样我可以更多地使用口头讲解而不是书面指导。我还学会了更好地管理我的时间,确保有足够的休息和准备时间。在课后,我会进行一些放松活动,如散步或瑜伽,以帮助我放松身心。

我意识到,作为一名教师,我不仅要教授知识,还要成为积极应对生活挑战的榜样。我鼓励我的学生面对困难时不要放弃,而是要找到解决问题的方法。我还积极参与职场健康促进活动,提高同事们对强直性脊柱炎的认识和理解。通过分享我的经验,我希望能帮助打破围绕这个话题的沉默和误解。

现在,我已经能够很好地在教师的角色与我的疾病之间找到了平衡。我的经历让我更加坚强,也让我更加珍惜我所拥有的一切。我希望我的故事能够给其他同样在职场上与疾病作斗争的朋友们一些启发。记住,无论遇到什么困难,只要我们保持积极的态度,寻找合适的方法,我们都能够适应并克服它们。

98 〈 日常生活中如何做到积极改变?

我是一名强直性脊柱炎患者,同时也是一名在读大学生,只有20岁的我想和大家分享一下我的人生经历:我是如何通过一些积极的改变来提升我的日常生活质量的。

自从我被诊断出这个疾病以来，我的生活确实发生了不少变化。起初，我感到迷茫和无助，但渐渐地我探索出一些能够帮助我更好地管理病情的方法。

　　首先，我调整了我的作息时间。我设定了一个固定的睡觉和起床时间，以保证每晚有充足的睡眠。我发现良好的睡眠对于缓解我的疼痛和僵硬至关重要。

　　其次，我开始坚持每天晨练。即使是简单的拉伸和散步，也能帮助我放松肌肉，减少关节疼痛。我也逐渐尝试了一些温和的运动，如游泳和打太极拳，这些运动对我的身体非常有益。

　　再次，饮食方面，我更加注重营养均衡。我减少了加工食品和高糖食品的摄入，转而吃更多的新鲜蔬菜、水果和鱼类。

　　我还开始使用一些辅助工具来帮助我进行日常活动，如使用长柄鞋拔穿鞋，或者在椅子上加一个坐垫来保持良好的坐姿。

　　此外，我加入了一个强直性脊柱炎患者支持小组。在那里，我遇到了许多和我有着相似经历的人。我们一起分享经验，互相鼓励，这给了我巨大的精神支持。我也学会了更好地管理我的压力。我开始练习冥想，这些方法帮助我放松心情，减少压力引起的身体紧张。我开始更加积极地参与社交活动，不再让我的疾病成为我社交生活的障碍。我努力与家人、朋友保持联系，他们的陪伴和支持对我来说非常宝贵。

　　通过这些积极的改变，我感到我的生活变得更加充实和有意义。我不再被我的疾病所限制，而是找到了与它和谐共处的方式。我希望我的故事能够激励其他正在与类似挑战作斗争的朋友们。记住，通过一些小的、积极的日常改变，我们完全可以过上更加健康和快乐的生活。

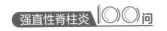

99 〈 运动挑战对我产生了哪些积极影响？

　　我是一名对骑行充满热情的强直性脊柱炎患者。我想和大家分享我如何将不可能变为可能，完成骑行穿越中国的壮举。

　　当我被诊断出患有强直性脊柱炎时，我以为我的梦想就此终结。疼痛和僵硬让我连日常行走都变得困难，更别提去追逐我的骑行梦了。但我内心深处的冒险精神和对自由的渴望从未熄灭。我决定，我不能就这样放弃。

　　我开始了漫长的准备过程。首先，我和医生密切合作，制订了一套全面的治疗和康复计划。我坚持每天进行物理治疗，逐渐增强我的核心肌群，提高关节的灵活性。我还开始练习瑜伽，帮助我放松身心，提高身体的柔韧性。随着身体状态的逐渐改善，我开始尝试短途骑行。每次骑行后，我都会仔细记录身体的感受，及时调整治疗方案。我学会了如何在骑行中进行自我管理，如适时停下来做一些拉伸运动，缓解肌肉紧张。

　　我知道，要想完成穿越中国的骑行，我需要的不仅是强壮的身体，还有坚定的意志。我开始阅读各种励志书籍，从中汲取力量。我告诉自己，每一次踩踏都是向着梦想前进一步。

　　终于，经过 1 年多的准备，我开始了骑行穿越中国的旅程。从繁华的东部城市出发，我一路向西，穿越了无数的山脉和河流。一路上，我遇到了各种各样的挑战，有时是极端的天气，有时是艰难的路况，但我从未放弃。每当我感到疲惫或疼痛时，我就会想起那些支持我的人，想起我为什么要出发。沿途我遇到了许多志同道合的朋友，他们的故事激励着我，让我更加坚定地走下去。我也在旅途中分享我的经历，希望能给其他强直性脊柱炎患者带去希望和勇气。

经过 3 个月的骑行,我终于到达了目的地。站在终点的那一刻,我感到无比自豪和满足。我证明了,即使是强直性脊柱炎患者,也能追逐自己的梦想,活出精彩的人生。

我想通过我的故事告诉大家,不要让任何困难阻挡你追逐梦想的脚步。只要你有坚定的信念并通过不懈的努力,你就能创造出属于自己的奇迹。保持积极的态度,勇敢地追逐你的梦想,你一定能够到达你心中的目的地。

100 〈 互助与分享是不是能帮助病友?

我是一名普通的强直性脊柱炎患者,但在我们这个小小的社群里,我有着不普通的称号——"群主"。我想和大家分享一下,我是如何带领我们的群组成员,一起在抗击强直性脊柱炎的道路上互帮互助、共同前行的。

自从我被确诊为强直性脊柱炎以来,我深刻体会到了这种疾病带来的挑战。我决定创建一个微信群,邀请我身边的病友和网络上的患者加入。起初,我们只是分享一些日常的护理小贴士和医生的建议,但很快,这个群成了我们相互支持和鼓励的温馨家园。在我们的群里,每个人都有自己的故事,每个故事都充满了勇气和希望。我们不仅分享治疗经验,还会分享生活中的点滴乐趣。比如,刘阿姨会分享她精心准备的健康食谱,张大哥会分享他每天散步的风景照片,小陈则经常带来一些轻松幽默的笑话,为我们的群增添欢声笑语。

我作为群主,经常组织一些线上活动,如健康知识竞赛、经验分享,甚至是小型的线上音乐会。这些活动不仅丰富了我们的生活,也增强了我们战胜疾病的信心。群里有一位叫"李姐"的女医生,她不仅是一位资深的强直性脊柱炎患者,也是我们的心灵导师。李姐组织了线上的读书会,鼓励我们通过阅读来丰富内心世界,减轻疾病带来的心理压力。她还定期邀请医生和物理治疗师为我们举办讲座,让我们了解最新的医疗信息和自我护理技巧。

在我们的共同努力下,这个群已经成了一个充满活力和温暖的社区。我们互相学习,互相鼓励,共同面对生活的挑战。记得有一次,群里的小王因为病情加重需要紧急手术,群里的每个人都伸出了援手。有的人帮他联系医院,有的人提供术后护理的建议,还有住得近的群友帮忙他照顾他家里的植物和宠物。我深刻地感受到,作为群主,我的责任不仅是维护群的秩序,更重要的是带领大家一起前进,一起战胜困难。我为我们的群组感到自豪,也为每一个成员感到骄傲。

这是我的故事,我想告诉大家,无论生活给了我们什么样的挑战,只要我们团结一心,互帮互助,就没有克服不了的困难。我们的群组就像一个大家庭,我们在这里找到了归属感,找到了力量,也找到了希望。

图书在版编目(CIP)数据

强直性脊柱炎 100 问/徐卫东,童文文编著.
上海:复旦大学出版社,2025.3. --(关节骨病及运
动损伤科普知识 100 问系列). -- ISBN 978-7-309-17672-
8

Ⅰ. R593. 23-44
中国国家版本馆 CIP 数据核字第 2024LOW514 号

强直性脊柱炎 100 问
徐卫东　童文文　编著
责任编辑/肖　芬

复旦大学出版社有限公司出版发行
上海市国权路 579 号　邮编:200433
网址:fupnet@fudanpress.com　http://www.fudanpress.com
门市零售:86-21-65102580　　团体订购:86-21-65104505
出版部电话:86-21-65642845
上海丽佳制版印刷有限公司

开本 890 毫米×1240 毫米　1/32　印张 4.5　字数 105 千字
2025 年 3 月第 1 版
2025 年 3 月第 1 版第 1 次印刷

ISBN 978-7-309-17672-8/R · 2132
定价:68.00 元